Die wichtigste Regel:
Bloß nicht lachen!

NICHT LACHEN

Das Party-Spiel

NUCLEO

1. Edition

Autor:
Philipp Lauck

Umschlaggestaltung & Layout:
Jonas Weiser

Verlag:
Nucleo – ein Label der
my dna media UG
(haftungsbeschränkt)
Ohmstr. 53
60486 Frankfurt am Main

ISBN:
978-3-98561-017-4

NUCLEO

Fragen, Anregungen, Feedback?

Schreibe uns an **info@nucleo-verlag.de** oder besuche uns im Web auf **nucleo-verlag.de**

Ziel des Spiels

Ziel des Spiels ist es, die anderen Mitspieler zum Lachen zu bringen. Wer am Ende am wenigsten lachen musste, gewinnt.

Los geht's!
Bevor ihr startet, lest euch die Spielregeln durch.

Die Aktionen und Witze findet ihr ab Seite 6.

Vorbereitung

Setzt euch so hin, dass ihr euch gegenseitig gut in die Augen schauen könnt. Ein Kreis ist eine sehr gute Idee.

Neben dem Spielbuch benötigt ihr noch Papier und Stift. Notiert die Namen aller Spieler auf dem Papier.

Entscheidet selbst, wer mit dem Buch anfängt, vielleicht durch Abzählen oder so. Legt eine Zeit fest, wie lange ihr spielen möchtet (z. B. 30, 60, 90 Minuten). Nutzt die Timerfunktion eures Handys.

Spielablauf

Nacheinander bekommt jeder Spieler das Buch in die Hand und erfüllt eine Aufgabe. Wer jetzt anfängt zu lachen, wird mit einem Strich auf dem Papier vermerkt.

Bei jeder Aufgabe steht in *kursiver Schrift*, was ihr zu tun habt. Diesen Text dürft ihr nicht laut vorlesen. Nur Text in normaler Schrift tragt ihr für alle Mitspieler laut vor.

Wer das Buch in der Hand hält und etwas vorträgt, ist vom Lachverbot befreit. Nutzt diese Chance, um eure Mitspieler zu einem Lachflash zu animieren.

Ist die Aufgabe abgeschlossen, wird das Buch im Kreis zum nächsten Spieler weitergegeben. Dieser blättert auf die folgende Seite des Buches und befolgt nun die dort geschriebene Aufgabe. (Überspringen und eine andere Aufgabe wählen gilt nicht.)

Spielt zunächst alle Aufgaben mit einem A. Seid ihr auf der letzten Seite angekommen, blättert auf Seite 6 zurück und startet nun mit den B-Aufgaben. Damit der Spieler zuvor nicht schon spicken kann, sind die Seiten abwechselnd auf den Kopf gedreht.

Spielende

Ermittelt nach Ablauf der Spielzeit den Gewinner: Der Spieler, der am wenigsten lachen musste – also die wenigsten Striche hat – gewinnt.

Spielregeln für 2 Spieler

Ihr könnt „Nicht lachen“ natürlich auch zu zweit spielen, wobei es mit mehr Spielern meistens lustiger wird.

Es gelten die grundlegenden Regeln. Aktionen aus der Kategorie „Gruppen-Diskussion“ dürft ihr im Spiel zu zweit überspringen.

Spielregeln für Gruppen

Wenn ihr mehr als fünf Spieler seid, empfiehlt es sich, sich in Zweier-Teams aufzuteilen.

Die grundlegenden Regeln bleiben bestehen. Jedoch mit diesen Besonderheiten:

- Beide Personen, die das Buch in der Hand haben und an der Reihe sind, dürfen lachen, solange sie ihre Aktion ausführen.
- Die Aktionen müssen in jeder Runde abwechselnd vorgetragen werden.
- Das Team, das am wenigsten Striche gesammelt hat, gewinnt.

A **Witz komm raus**

Trage den Witz vor.

Ein Elefant geht zum Bäcker und sagt: „Ich möchte gerne Rumkugeln.”

Darauf der Bäcker: „Aber nicht in meinem Laden!“

B **Witz komm raus**

Trage den Witz vor.

„Schatz, ich habe Kopfschmerzen. Hast du etwas dagegen?“

– „Nein, das ist schon in Ordnung, dass du Kopfschmerzen hast.“

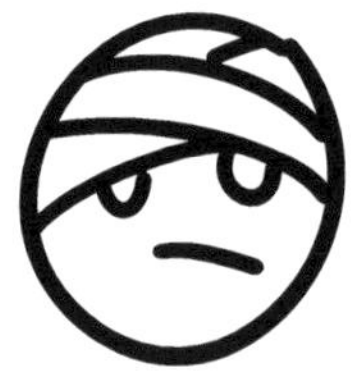

A Gib Action!

Lies dir die Aufgabe durch und führe sie aus. Dabei darfst du deine Anweisung nicht laut vorlesen.

Fordere einen Mitspieler zum Lambada auf.

B Listige Listen

Lies den Titel der Liste und nacheinander die Punkte vor.

Was Eltern ihren Kindern antun:

Diese Namen wurden von Standesämtern genehmigt

1. Vinja-Lilith
2. Christmas
3. Uragano
4. Despot
5. Geilana

A Witz komm raus

Trage den Witz vor.

Treffen sich zwei Unterhosen. Sagt die eine zur anderen:

„Hey, warst du im Urlaub, oder warum bist du so braun?“

B Witz komm raus

Trage den Witz vor.

Zwei Jäger gehen auf die Jagd. Mitten im Wald greift sich der eine plötzlich an die Kehle, röchelt kurz und stürzt zu Boden.

Der andere Jäger ruft in Panik den Notarzt an: „Hilfe, ich glaube mein Freund ist tot!“

Der Arzt sagt: „Beruhigen Sie sich erstmal. Zunächst müssen Sie sicher gehen, dass ihr Freund wirklich tot ist.“

„Das mache ich“, erwidert der Jäger. Kurze Pause, dann ein Schuss. Dann kommt er wieder ans Telefon. „OK, erledigt, und was jetzt?“

A Gib Action!

Lies dir die Aufgabe durch und führe sie aus. Dabei darfst du deine Anweisung nicht laut vorlesen.

Schmeiß' dich auf den Boden und spiele für zwei Minuten Baby.

B Zungen-Verknoter

Sag den Zungenbrecher fünf Mal schnell hintereinander auf.

Lang schwang der Klang am Hang entlang.

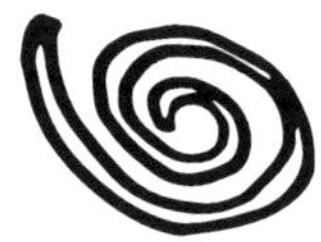

A

Witz komm raus

Trage den Witz vor.

Lehrer zu Hansi: „Nenne mir bitte drei berühmte Männer mit dem Anfangsbuchstaben B.“

Hansi: „Beckenbauer, Ballack, Boateng.“

Lehrer: „Hast du noch nie etwas von Beethoven, Busch oder Brahms gehört?“

Hansi: „Nein, Regionalliga interessiert mich nicht.“

B

Witz komm raus

Trage den Witz vor.

Meine Freundin bat mich, dass ich ihr den Lippenbalsam gebe. Ich habe ihr aus Versehen den Superkleber gereicht.

Sie spricht immer noch nicht mit mir.

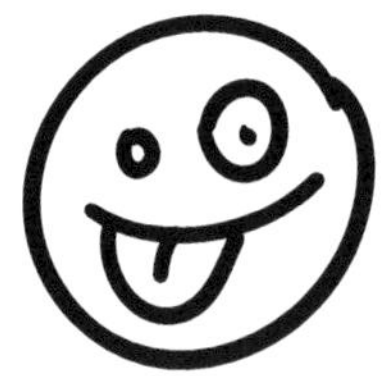

A Listige Listen

Lies den Titel der Liste und nacheinander die Punkte vor.

Hier willste nicht tot übern Zaun hängen:

Diese Orte gibt es wirklich in Deutschland

1. Elend (Sachsen)
2. Hundeluft (Sachsen-Anhalt)
3. Gottesgabe (Mecklenburg-Vorpommern)
4. Eiterfeld (Hessen)
5. Lachen (Bayern)

B Gib Action!

Lies dir die Aufgabe durch und führe sie aus. Dabei darfst du deine Anweisung nicht laut vorlesen.

Tue so, als würdest du ein rasantes Videospiel spielen. In den Händen hältst du einen imaginären Controller. Nach zwei Minuten hörst du auf.

A

Wunder der Natur

Lies den folgenden Fakt vor.

Aus der Kategorie „Wunder der Natur“:

Der Koala ist das faulste Tier der Welt. Er schläft ungefähr 20 Stunden am Tag.

B

Beschimpfen

Suche dir einen beliebigen Mitspieler aus und beschimpfe ihn auf Bayrisch!

Inspration gefällig?

Herrschaftszeitn, bissa brunzbislbled, du Bockfotzngsicht!

Bist deppat, du damischer Uhu!

Du ausgschamter Adabei!

Kruzifix, dei Mistgurgel is ja ma greißlig!

A Witz komm raus

Trage den Witz vor.

Gast: „Herr Ober, was kann ich denn bei Ihnen essen?“

Ober: „In unserem Hause können Sie alles essen!“

Gast: „Na gut, dann bringen Sie mir bitte ein Dinosaurier-Steak mit Toast.“

Ober: „Entschuldigung der Herr. Das geht leider nicht. Unser Toaster ist kaputt.“

B Witz komm raus

Trage den Witz vor.

Sie zu ihm: „Ich habe es echt satt, dass du mich die ganze Zeit ignorierst und dich stattdessen stundenlang mit Detektiv-Spielen beschäftigst. Ich glaube wir sollten uns trennen.“

– „Geniale Idee. So decken wir einen größeren Bereich ab.“

A Gib Action!

Lies dir die Aufgabe durch und führe sie aus. Dabei darfst du deine Anweisung nicht laut vorlesen.

Schnurre für zwei Minuten wie eine Katze und reibe dich an einem Mitspieler.

B Gruppen-Diskussion

Besprecht in der Gruppe folgendes Thema. Nach fünf Minuten, oder wenn ihr euch geeinigt habt, geht das Buch weiter zum nächsten Spieler.

Wer ist der oder die Klügste in eurer Spielrunde?

A Witz komm raus

Trage den Witz vor.

Fliegt ein Kuckuck übers Meer und sieht einen Hai.

Sagt der Hai: „Kuckuck“.

Sagt der Kuckuck: „Hai“.

B Der kommt flach

Trage den Witz vor.

Warum ist der Luftballon kaputtgegangen?

Aus Platzgründen.

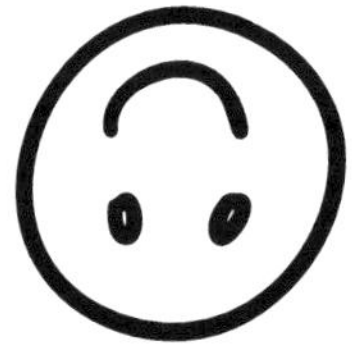

A Witz komm raus

Trage den Witz vor.

Gehen zwei Männer durch die Wüste, sagt der eine zum anderen: „Du warte mal! Ich hab Sand im Schuh!“

B Witz komm raus

Trage den Witz vor.

„Warum rennt euer Hund eigentlich jedes Mal in die Ecke, wenn es klingelt.“

– „Er ist halt ein Boxer.“

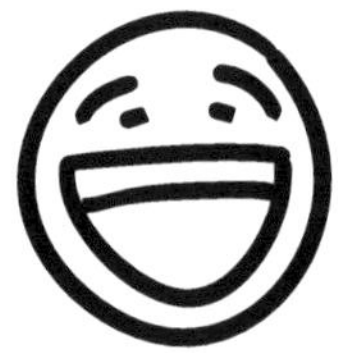

A Zungen-Verknoter

Sag den Zungenbrecher fünf Mal schnell hintereinander auf.

Auf dem Rasen rasen Hasen, atmen rasselnd durch die Nasen.

B Der kommt flach

Trage den Witz vor.

Was macht ein Metzger im Wald?

Eine Schnitzeljagd.

A Gesetze aus aller Welt

Lies den folgenden Fakt vor.

Aus der Kategorie „Wahre Gesetze“:

Ruhetag für Mitesser

In Israel ist es verboten, am Samstag Pickel auf der Nase auszudrücken.

B Gib Action!

Lies dir die Aufgabe durch und führe sie aus. Dabei darfst du deine Anweisung nicht laut vorlesen.

Galoppiere wie ein Pferd für zwei Runden durch den Raum.

A Gruppen-Diskussion

Besprecht in der Gruppe folgendes Thema. Nach fünf Minuten, oder wenn ihr euch geeinigt habt, geht das Buch weiter zum nächsten Spieler.

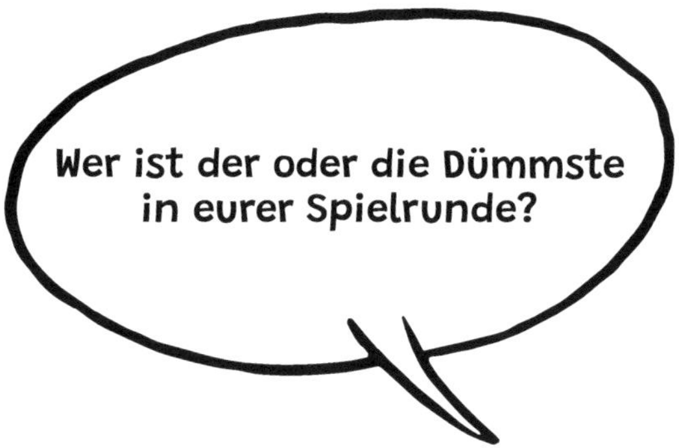

B Listige Listen

Lies den Titel der Liste und nacheinander die Punkte vor.

Die fünf beliebtesten Sätze von Handwerkern:

1. Das war schon vorher kaputt.
2. An Ihrer Stelle würde ich das alles neu machen.
3. Ich weiß nicht, ob ich das Teil rechtzeitig ran krieg.
4. Vor nächstem Monat wird das nix.
5. Brauchen Sie eine Rechnung?

A Der kommt flach

Trage den Witz vor.

Wie nennen Kannibalen Skelette?

Leergut.

B Gib Action!

Lies dir die Aufgabe durch und führe sie aus. Dabei darfst du deine Anweisung nicht laut vorlesen.

Stehe auf und tanze den Zahnseiden-Tanz (Floss Dance).

A Witz komm raus

Trage den Witz vor.

Patient: „Herr Doktor, ich vergesse immer alles."

Doktor: „Seit wann haben sie das?"

Patient: „Seit wann habe ich was?"

B Der kommt flach

Trage den Witz vor.

Wie nennt man Menschen mit hohem IQ, die länger auf Toilette brauchen?

Klugscheißer.

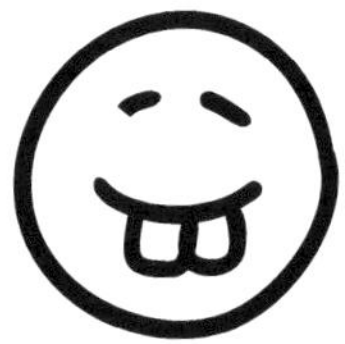

A Witz komm raus

Trage den Witz vor.

Unterhalten sich zwei Vampire.

„Puh, ich habe ganz schönen Durst.“

– „Hast du heute noch nicht genug getrunken?“

„Nein, nur zwei Radler.“

B Der kommt flach

Trage den Witz vor.

Wie nennt man einen kleinen Türsteher?

Sicherheitshalber.

A Listige Listen

Lies den Titel der Liste und nacheinander die Punkte vor.

Die 4 Jahreszeiten

1. Wann wird's endlich warm
2. Doofe Allergie
3. Scheiß Regen
4. Blitzeis!

B Zungen-Verknoter

Sag den Zungenbrecher fünf Mal schnell hintereinander auf.

Der froschforschende Froschforscher forscht in der froschforschenden Froschforschung.

A Witz komm raus

Trage den Witz vor.

„Mami, darf ich jetzt die Schüssel auslecken?“

– „Nein Paul, du drückst die Spülung, wie jeder von uns auch.“

B Der kommt flach

Trage den Witz vor.

Wie heißt die Frau von Herkules?

Frau Kules.

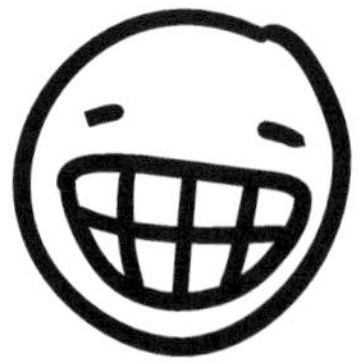

A Gib Action!

Lies dir die Aufgabe durch und führe sie aus. Dabei darfst du deine Anweisung nicht laut vorlesen.

Pfeife ein Lied und lass die anderen es erraten.

B Witz komm raus

Trage den Witz vor.

Ein Polizist will die Personalien feststellen. Der Autofahrer hat aber keine Papiere dabei.

Polizist: „Wie heißen Sie?“

Autofahrer: „Rutzschnhover.“

Polizist: „Wie buchstabiert man das?“

Autofahrer: „D-A-S“

A Witz komm raus

Trage den Witz vor.

Ich werde dir einen Zeitreisewitz erzählen, aber du mochtest ihn nicht.

B Der kommt flach

Trage den Witz vor.

Wann weißt du, dass du schlimme Akne hast?

Wenn die Blinden versuchen, dein Gesicht zu lesen.

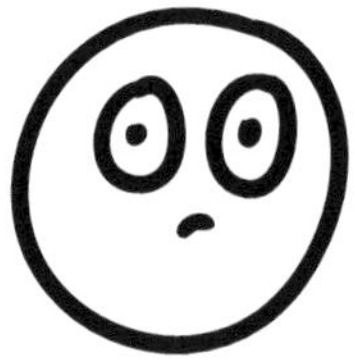

A Witz komm raus

Trage den Witz vor.

Ich habe vor zwei Wochen meine Ernährung umgestellt.

Die Gummibärchen stehen jetzt rechts neben dem Laptop.

B Zungen-Verknoter

Sag den Zungenbrecher fünf Mal schnell hintereinander auf.

Brautkleid bleibt Brautkleid und Blaukraut bleibt Blaukraut.

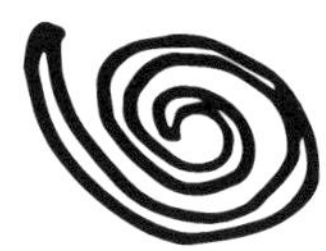

A Gib Action!

Lies dir die Aufgabe durch und führe sie aus. Dabei darfst du deine Anweisung nicht laut vorlesen.

Spiele Geheimagent und inspiziere die Haare des Mitspielers rechts von dir. Nach zwei Minuten hast du den Fall gelöst.

B Witz komm raus

Trage den Witz vor.

Wissen Veganer eigentlich, dass sie in der Milchstraße leben?

A Witz komm raus

Trage den Witz vor.

Weisheit des Konfuzius:

„Pupse, wenn dich Leute umarmen. Das gibt ihnen das Gefühl, stark zu sein.“

B Gib Action!

Lies dir die Aufgabe durch und führe sie aus. Dabei darfst du deine Anweisung nicht laut vorlesen.

Suche dir im Raum einen Gegenstand und setze ihn dir auf den Kopf, zum Beispiel einen Lampenschirm.

A

Beschimpfen

Suche dir einen beliebigen Mitspieler aus und beschimpfe ihn auf Sächsisch!

Inspration gefällig?

Nu gomm her, du Drehdlfriddse!

Meener, du alter Gnusborgobb!

Du bisd n riesen Diggnischl!

Du bist ä fiesor Sauhaggsch!

B

Witz komm raus

Trage den Witz vor.

Fragt eine Ziege die andere: „Warum warst du gestern nicht auf dem Abschlussball?“

Sagt die andere: „Ich hatte keinen Bock.“

A Listige Listen

Lies den Titel der Liste und nacheinander die Punkte vor.

Was Eltern ihren Kindern antun:

Diese Namen wurden von Standesämtern genehmigt

1. Ashley Peaches Joyce
2. Schokominza
3. Lafayette
4. Alemmania
5. Jesus

B Witz komm raus

Trage den Witz vor.

Auf dem Dorfmarktplatz fragt eine Kundin den Verkäufer: „Entschuldigen Sie bitte, sind diese Tomaten gentechnisch verändert?"

Darauf der Verkäufer: „Warum möchten sie das wissen?"

Meldet sich die Tomate: „Ja, warum wollen sie das wissen?"

A Witz komm raus

Trage den Witz vor.

Zwei Haie fressen einen Windsurfer. Anschließend sagt der eine: „Tolles Essen, so schön serviert, auf einem Brettchen und mit Serviette."

B Gesetze aus aller Welt

Lies den folgenden Fakt vor.

Aus der Kategorie „Wahre Gesetze":

Sink or Swim

In China dürfen Menschen nicht vor dem Ertrinken gerettet werden. Dies wäre ein Eingriff in ihr Schicksal.

A Gib Action!

Lies dir die Aufgabe durch und führe sie aus. Dabei darfst du deine Anweisung nicht laut vorlesen.

Los geht's, spring auf und animiere alle anderen zur Polonaise Blankenese.

B Witz komm raus

Trage den Witz vor.

Sohn zum Vater: „Du, Papa, was ist ein Alkoholiker?

Vater: „Siehst du die vier Bäume da hinten. Ein Alkoholiker würde acht Bäume sehen."

– „Aber Papa, dort stehen doch nur zwei Bäume."

A Der kommt flach

Trage den Witz vor.

Warum fallen Taucher immer rückwärts ins Wasser?

Wenn sie vorwärts fallen würden, wären sie ja immer noch im Boot.

B Witz komm raus

Trage den Witz vor.

Ich bin so traurig in letzter Zeit. Ein Freund schlug vor, ich solle mal in den Streichelzoo zur Aufmunterung.

War heute dort, aber niemand wollte mich streicheln.

A Witz komm raus

Trage den Witz vor.

Im Restaurant unterhält sich ein Paar.

Frau: „Isst du Wild?“

Mann: „Nein, ich lasse es ruhig angehen.“

B Gruppen-Diskussion

Besprecht in der Gruppe folgendes Thema. Nach fünf Minuten, oder wenn ihr euch geeinigt habt, geht das Buch weiter zum nächsten Spieler.

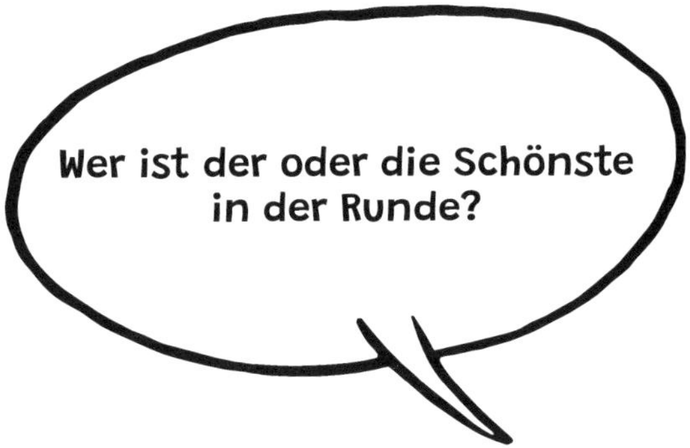

A Der kommt flach

Trage den Witz vor.

Was ist das absolut Wichtigste bei einem Schweißausbruch?

Das W.

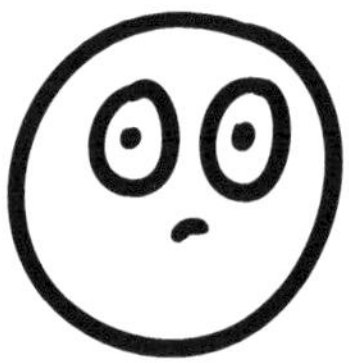

B Witz komm raus

Trage den Witz vor.

Mathe und Deutsch sind meine drei gutesten Fächer.

A Witz komm raus

Trage den Witz vor.

Bei der Polizeikontrolle:

Polizist: „Haben Sie Restalkohol?“

Autofahrer: „Nö, alles ausgetrunken.“

B Witz komm raus

Trage den Witz vor.

Ich habe letztens bei einem DJ angerufen.

Aber er hat aufgelegt.

A Witz komm raus

Trage den Witz vor.

Treffen sich zwei Gurken im Glas. Sagt die eine zur anderen: „Lass mich auch mal ans Fenster."

B Gib Action!

Lies dir die Aufgabe durch und führe sie aus. Dabei darfst du deine Anweisung nicht laut vorlesen.

Kugel dich zwei Minuten auf dem Boden.

A Gib Action!

Lies dir die Aufgabe durch und führe sie aus. Dabei darfst du deine Anweisung nicht laut vorlesen.

Bohre dir in der Nase. Tue so, als ob du etwas gefunden hast und schnipse den vermeintlichen Popel von deinen Fingern.

B Witz komm raus

Trage den Witz vor.

Nachricht an den Typen, der mir meine Daunenjacke gestohlen hat: „Du kannst dich warm anziehen!“

A Witz komm raus

Trage den Witz vor.

Neulich beim Schlachter.

Ich: „Hallo, ich hätte gern was von der groben Fetten."

Metzger: „Tut mir leid, die hat heute Berufsschule."

B Witz komm raus

Trage den Witz vor.

Sie: „Du Schatz, mit der neuen Brille gefällst du mir gar nicht."

Er: „Aber ich habe doch keine Brille auf."

Sie: „Ja, aber ich."

A Gib Action!

Lies dir die Aufgabe durch und führe sie aus. Dabei darfst du deine Anweisung nicht laut vorlesen.

Stelle dich auf deinen Stuhl und dann imitiere einen Fallschirmsprung auf den Boden.

B Listige Listen

Lies den Titel der Liste und nacheinander die Punkte vor.

Hier willste nicht tot übern Zaun hängen:

Diese Orte gibt es wirklich in Deutschland

1. Rostig (Sachsen)
2. Übersee (Bayern)
3. Schabernack (Mecklenburg-Vorpommern)
4. Aua (Hessen)
5. Ende (Nordrhein-Westfalen)

A Witz komm raus

Trage den Witz vor.

Sagt der Vater zu Mirko: „Also ich muss schon sagen, deine Noten lassen wirklich zu wünschen übrig.“

Mirko: „Cool Papa, dann wünsch ich mir eine PlayStation.“

B Der kommt flach

Trage den Witz vor.

Was ist der Unterschied zwischen Tennis und Bungeespringen?

Beim Tennis hat man zwei Aufschläge.

A Zungen-Verknoter

Sag den Zungenbrecher fünf Mal schnell hintereinander auf.

Die Bürsten mit den schwarzen Borsten bürsten besser, als die Bürsten mit den weißen Borsten bürsten!

B Witz komm raus

Trage den Witz vor.

Die Kinder bekommen ihre Klassenarbeit zurück. Dieter meldet sich: „Frau Müller, ich habe nur eine 5. Mein Banknachbar Hans hat eine 3, obwohl er dieselben Antworten hat.“

„Ich weiß“, sagt die Lehrerin, „aber Hans hat bei der dritten Frage geantwortet: Keine Ahnung. Und du hast geschrieben: Ich auch nicht.“

A Gib Action!

Lies dir die Aufgabe durch und führe sie aus. Dabei darfst du deine Anweisung nicht laut vorlesen.

Schlängle dich wie eine Schlange an der Wand entlang. Vergiss nicht, dabei Zischgeräusche zu machen.

B Der kommt flach

Trage den Witz vor.

Wie viele Software-Entwickler braucht man, um eine Glühbirne zu wechseln?

Keinen. Das ist ein Hardware-Problem.

A

Witz komm raus

Trage den Witz vor.

„Ich sag mir immer, was ich nicht weiß, macht mich nicht heiß."

– „Dann musst du ja ganz schön frieren."

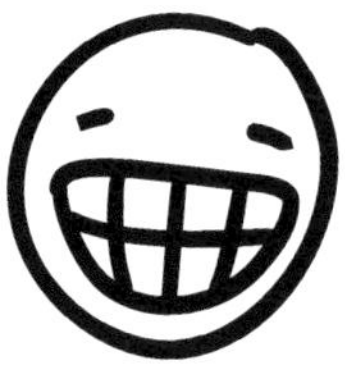

B

Witz komm raus

Trage den Witz vor.

Fritz spricht Paula an: „Willst du mit mir gehen?"

Paula: „Fällt dir denn nichts Besseres ein?"

Fritz: „Doch. Aber die wollte mich nicht."

A Witz komm raus

Trage den Witz vor.

„Ich habe mir ein zweites Ohrloch stechen lassen.“

– „Und? Hörst du jetzt besser?“

B Gib Action!

Lies dir die Aufgabe durch und führe sie aus. Dabei darfst du deine Anweisung nicht laut vorlesen.

Marschiere wie ein Soldat zwei Runden durch den Raum.

A Gruppen-Diskussion

Besprecht in der Gruppe folgendes Thema. Nach fünf Minuten, oder wenn ihr euch geeinigt habt, geht das Buch weiter zum nächsten Spieler.

Wer ist der oder die Hässlichste in der Runde?

B Witz komm raus

Trage den Witz vor.

Ein Freund von mir hat noch eine Karte für das Finale der Fußball Weltmeisterschaft übrig und mich kurzfristig eingeladen. Leider heirate ich an diesem Tag.

Wenn du also jemanden kennst, der Interesse hat, sag bitte kurz Bescheid: Sie wartet vor der Christus Kirche, ist brünett, 1,73 m groß und heißt Claudia.

A

Witz komm raus

Trage den Witz vor.

Ein liebeskranker Wurm droht seiner Verlobten: „Wenn du mich nicht sofort heiratest, werfe ich mich vor ein Huhn!“

B

Wunder der Natur

Lies den folgenden Fakt vor.

Aus der Kategorie „Wunder der Natur“:

Weibliche Libellen stellen sich manchmal tot, damit sie sich nicht mit einem Männchen paaren müssen.

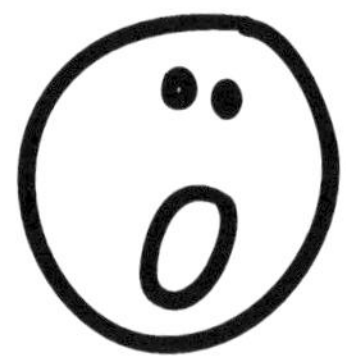

A Witz komm raus

Trage den Witz vor.

„Peter, kannst du mir sagen, zu welcher Familie der Pottwal gehört?“

– „Nein, Frau Lehrerin. Ich kenne keine Familie, die einen Pottwal hat.“

B Beschimpfen

Suche dir einen beliebigen Mitspieler aus und beschimpfe ihn auf Berlinerisch!

Inspiration gefällig?

Wat kiekstn so, Fatzke?

Du bis aban abje-
brochner Zwerch.

Mach ma keene Fisimatenten,
du Flitzpiepe!

Ick wer dir wat husten,
Graf Kacke!

A Gesetze aus aller Welt

Lies den folgenden Fakt vor.

Aus der Kategorie „Wahre Gesetze“:

Keine Umarmungen

In Alabama, USA, dürfen Männer nicht mit Bären ringen.

B Der kommt flach

Trage den Witz vor.

Woran erkennt man einen schlechten Juwelier?

Er bekommt nichts auf die Kette.

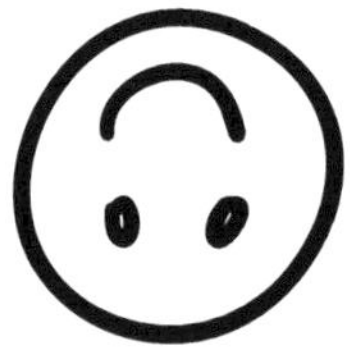

A Witz komm raus

Trage den Witz vor.

„Was sind Sie von Beruf?“

– „Ich bin Zauberkünstler. Ich zersäge Menschen“

„Interessant. Haben Sie auch Geschwister?“

– „Ja, zwei Halbschwestern.“

B Witz komm raus

Trage den Witz vor.

Zwei kleinwüchsige Menschen kommen in eine Bar: „Zwei Kurze“.

Darauf der Barmann: „Das sehe ich selbst, aber was wollt ihr trinken?“

A

Der kommt flach

Trage den Witz vor.

Was macht eine Knackwurst so knackig?

Das N.

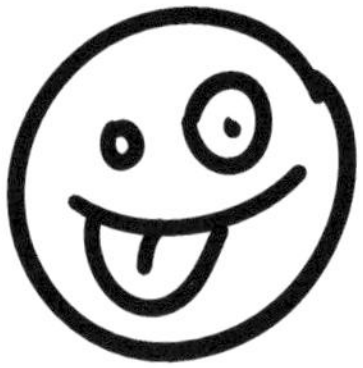

B

Witz komm raus

Trage den Witz vor.

Ich habe letztens bei den Weight Watchers angerufen.

Aber es hat niemand abgenommen.

A Witz komm raus

Trage den Witz vor.

„Die Schmerzen in Ihrem linken Bein sind altersbedingt“, sagt der Arzt zu Herrn Schmidt.

Daraufhin dieser entrüstet: „Das kann nicht sein, Herr Doktor. Mein rechtes Bein ist genauso alt und es tut nicht weh.“

B Gib Action!

Lies dir die Aufgabe durch und führe sie aus. Dabei darfst du deine Anweisung nicht laut vorlesen.

Nimm dir ein Getränk, trinke es schnell aus und dann lass einen lauten Rülpser los.

A

Gib Action!

Lies dir die Aufgabe durch und führe sie aus. Dabei darfst du deine Anweisung nicht laut vorlesen.

Ziehe zwei Minuten lang beliebige Grimassen.

B

Witz komm raus

Trage den Witz vor.

Gast: „Herr Ober, warum ist bei Ihnen alles so billig?“

Ober: „Weil alles vom Pferd ist, das ist billiger.“

Gast: „Auch der Fleischsalat?“

Ober: „Der Fleischsalat ist vom Pferd. Der Braten ist auch vom Pferd. Die Brühe – vom Pferd. Alles bei uns ist vom Pferd.“

Gast: „Und was gibt es zum Nachtisch?“

Ober: „Apfelkompott!“

A Witz komm raus

Trage den Witz vor.

Ich habe den Weltmeister im Schach geschlagen.

Und jetzt eine Anzeige wegen Körperverletzung erhalten.

B Gruppen-Diskussion

Besprecht in der Gruppe folgendes Thema. Nach fünf Minuten, oder wenn ihr euch geeinigt habt, geht das Buch weiter zum nächsten Spieler.

Wem von euch kann man am besten vertrauen?

A Witz komm raus

Trage den Witz vor.

Ich schlafe gerne nackt. Da kann die Stewardess noch so böse gucken.

B Der kommt flach

Trage den Witz vor.

Wie nennt man ein Kaninchen im Fitnessstudio?

Pumpernickel.

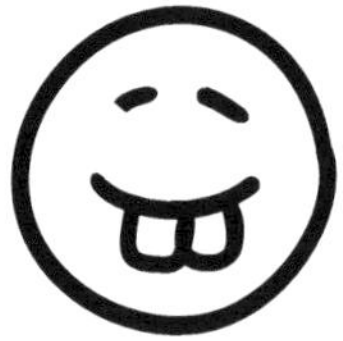

A Gib Action!

Lies dir die Aufgabe durch und führe sie aus. Dabei darfst du deine Anweisung nicht laut vorlesen.

Verstecke dich zwei Minuten hinter deinem Sitzplatz.

B Witz komm raus

Trage den Witz vor.

Mein Vater hat das Herz eines Löwen.

Und lebenslanges Hausverbot im Leipziger Zoo.

A Witz komm raus

Trage den Witz vor.

5 von 6 Personen finden russisches Roulette völlig ungefährlich.

B Listige Listen

Lies den Titel der Liste und nacheinander die Punkte vor.

Was Eltern ihren Kindern antun:

Diese Namen wurden von Standesämtern genehmigt

1. Katniss
2. Chenoah
3. Caprice-Cyprienne-Princella-Princesse
4. Legolas
5. Dee-Jay

A Gib Action!

Lies dir die Aufgabe durch und führe sie aus. Dabei darfst du deine Anweisung nicht laut vorlesen.

Lachen ist ansteckend. Also starte aus vollem Herzen einen Lachanfall.

B Witz komm raus

Trage den Witz vor.

Der Biolehrer fragt: „Auf welcher Seite des Brustkorbes befindet sich das Herz?“

Tim meldet sich: „Auf der Innenseite, Herr Lehrer!“

A Witz komm raus

Trage den Witz vor.

Ich bin wahrscheinlich deshalb immer müde, weil so unglaublich viele Talente in mir schlummern.

B Witz komm raus

Trage den Witz vor.

Jesus konnte aus Wasser Wein machen. Trotzdem ist er Zimmermann geworden.

Das Arbeitsamt konnte schon damals nichts.

A Der kommt flach

Trage den Witz vor.

Wie nennt man jemanden, der DinA4-Blätter scannt?

Skandinavier.

B Zungen-Verknoter

Sag den Zungenbrecher fünf Mal schnell hintereinander auf.

Chinesisches Reisschüsselchen, chinesisches Reisschüsselchen, chinesisches Reisschüsselchen.

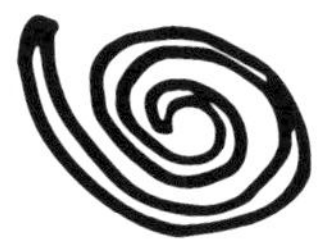

A Witz komm raus

Trage den Witz vor.

Ein Mann geht ins Einwohnermeldeamt: „Ich würde gerne meinen Namen ändern!"

Beamte: „Ok, wie heißen Sie?"

Der Mann: „Jürgen Pupsnase!"

Beamter: „Das verstehe ich. Wie soll Ihr neuer Name sein?"

Der Mann: „Egon Pupsnase!"

B Gib Action!

Lies dir die Aufgabe durch und führe sie aus. Dabei darfst du deine Anweisung nicht laut vorlesen.

Stelle dich für zwei Minuten in die Ecke des Raumes, mit dem Rücken zu deinen Mitspielern. Reden verboten!

A Witz komm raus

Trage den Witz vor.

Frau: „Herr Doktor, kann ich mit Durchfall baden gehen?“

Doktor: „Ja klar, wenn Sie die Wanne voll kriegen.“

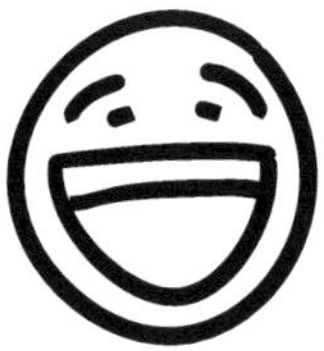

B Witz komm raus

Trage den Witz vor.

Unterhalten sich zwei Frauen.

„Mein Kind isst kein Fleisch. Womit kann ich es ersetzen?“

– „Mit einem Hund. Hunde essen gerne Fleisch.“

A Gruppen-Diskussion

Besprecht in der Gruppe folgendes Thema. Nach fünf Minuten, oder wenn ihr euch geeinigt habt, geht das Buch weiter zum nächsten Spieler.

Wer ist der oder die Witzigste von euch?

B Witz komm raus

Trage den Witz vor.

Beim ersten Date.

Er zu ihr: „Was machst du beruflich?“

Sie: „Ich bin Model bei Instagram. Und du?“

Er: „Ich bin Soldat bei Call of Duty.“

A Witz komm raus

Trage den Witz vor.

Bei einer Umfrage:

„Auf einer Skala von 1 bis 10, wie sehr haben Sie in Ihrer Beziehung die Hosen an?“

– „Schatz, darf ich bitte an einer kostenlosen Umfrage teilnehmen?“

B Gesetze aus aller Welt

Lies den folgenden Fakt vor.

Aus der Kategorie „Wahre Gesetze“:

Egal, ob mit, oder ohne Fallschirm

Im US-Bundesstaat Alaska ist es verboten, lebende Elche aus fliegenden Flugzeugen zu werfen.

A Der kommt flach

Trage den Witz vor.

Was ist der Unterschied zwischen Chinesen und Rassismus?

Rassismus hat viele Gesichter.

B Zungen-Verknoter

Sag den Zungenbrecher fünf Mal schnell hintereinander auf.

Der Kaplan Klapp plant ein klappbares Pappplakat.

A Witz komm raus

Trage den Witz vor.

„Es tut mir wirklich leid, aber dein Französisch-Test ist leider eine 5.“

– „Gracias.“

B Gib Action!

Lies dir die Aufgabe durch und führe sie aus. Dabei darfst du deine Anweisung nicht laut vorlesen.

Belle wie ein Hund.

A Gib Action!

Lies dir die Aufgabe durch und führe sie aus. Dabei darfst du deine Anweisung nicht laut vorlesen.

Breite die Arme aus, spring von deinem Platz auf und laufe dann durch den Raum, während du Flugzeuggeräusche machst. Nach zwei Runden darfst du wieder landen.

B Witz komm raus

Trage den Witz vor.

Lehrer zum Schüler: „Stell dir vor, du hast vier Knöpfe in deiner Tasche. Zwei fallen dir raus. Was hast du dann in deiner Tasche?“

Schüler: „Ein Loch.“

A Witz komm raus

Trage den Witz vor.

Zwei Männer unterhalten sich:

„Meine Frau macht grad eine dreiwöchige Diät."

– „Und wie viel hat sie schon verloren?"

„Zwei Wochen."

B Listige Listen

Lies den Titel der Liste und nacheinander die Punkte vor.

Jugendwörter und was sie bedeuten

1. unterhopft sein:
   Lust auf Bier haben
2. Assitoaster:
   Solarium
3. Meerschweinchenschmuggler:
   Mensch mit starker Achselbehaarung
4. Gammelfleischparty
   Ü30-Party

A Listige Listen

Lies den Titel der Liste und nacheinander die Punkte vor.

Hier willste nicht tot übern Zaun hängen:

Diese Orte gibt es wirklich in Deutschland

1. Krätze (Niedersachsen)
2. Kuhbier (Brandenburg)
3. Rotzendorf (Bayern)
4. Faulebutter (Nordrhein-Westfalen)
5. Oberhäslich (Sachsen)

B Witz komm raus

Trage den Witz vor.

Geht ein Cowboy zum Friseur. Kommt er wieder raus, Pony weg.

A Witz komm raus

Trage den Witz vor.

Ein Mann geht zu einer Wahrsagerin und setzt sich vor die Kristallkugel. Sie beginnt:

„Wie ich sehe, sind Sie Vater von zwei Kindern.“

Darauf der Mann: „Das glauben Sie! Ich bin Vater von drei Kindern.“

Die Wahrsagerin lächelt und antwortet: „Das glauben Sie!“

B Der kommt flach

Trage den Witz vor.

Wo sind Bäume am liebsten?

In ihrem Stammlokal.

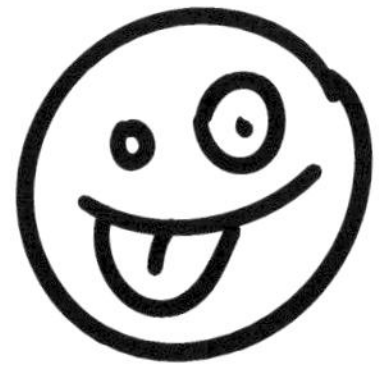

A Witz komm raus

Trage den Witz vor.

Ein Mann geht mit seinem Hund ins Kino. Der Hund amüsiert sich sehr über den Film und lacht ununterbrochen.

Eine Frau meint zu dem Mann: „Ihr Hund ist schon seltsam."

„Ich bin auch verwundert", erwidert der Mann, „das Buch hat ihm nämlich gar nicht gefallen."

B Gib Action!

Lies dir die Aufgabe durch und führe sie aus. Dabei darfst du deine Anweisung nicht laut vorlesen.

Forme deine Hände wie ein Fernglas und halte sie dir vor die Augen, als würdest du den Horizont absuchen.

A Witz komm raus

Trage den Witz vor.

Ich habe letztens einen Joghurt fallen lassen.

Er war nicht mehr haltbar.

B Witz komm raus

Trage den Witz vor.

Der Sohn des Milliardärs wird von einem Klassenkameraden gefragt: „Wie kommt es, dass du jedes Jahr eine 6 im Zeugnis hast und trotzdem nie sitzen bleibst?“

„Das verstehe ich auch nicht“, meint der reiche Junge, „jedes Jahr wette ich mit dem Rektor um 5000 Euro, dass ich diesmal sitzen bleibe. Und jedes Jahr verliere ich.“

A Gib Action!

Lies dir die Aufgabe durch und führe sie aus. Dabei darfst du deine Anweisung nicht laut vorlesen.

Male dir mit einem Stift einen Schnurrbart.

B Der kommt flach

Trage den Witz vor.

Was ist grün, singt und ist blind?

Kiwi Wonder.

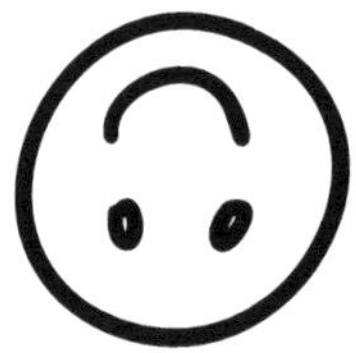

A

Witz komm raus

Trage den Witz vor.

Fragt eine Uhr die andere Uhr: „Willst du mich heiraten?“

Sagt die andere: „Du tickst wohl nicht richtig.“

B

Witz komm raus

Trage den Witz vor.

Galgenhumor ist, wenn der Henker ein Bungee-Seil benutzt.

A Listige Listen

Lies den Titel der Liste und nacheinander die Punkte vor.

Was Eltern ihren Kindern antun:

Diese Namen wurden von Standesämtern genehmigt

1. Klodwig
2. Ikea
3. Imperial-Purity
4. Champagna
5. Schaklyn

B Witz komm raus

Trage den Witz vor.

Fragt die Lehrerin: „Was ist die Hälfte von sechs?“

Kevin: „Halb sechs.“

A Witz komm raus

Trage den Witz vor.

Romeo: „Hey Julia, was machen wir heute Abend?“

Julia: „Ich richte mich nach dir.“

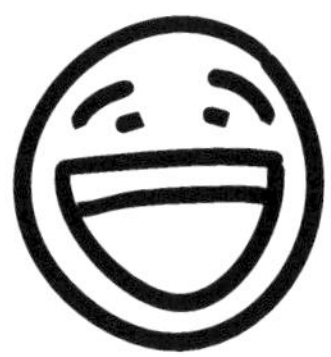

B Der kommt flach

Trage den Witz vor.

Warum steht ein Pils im Wald?

Weil die Tannen zapfen.

A

Gib Action!

Lies dir die Aufgabe durch und führe sie aus. Dabei darfst du deine Anweisung nicht laut vorlesen.

Laufe zwei Runden durch den Raum wie ein Cowboy, der sehr lange im Sattel gesessen ist.

B

Witz komm raus

Trage den Witz vor.

Lehrer zu Paula: „Nenne mir einen berühmten Dichter der Antike."

Paula: „Achilles."

Lehrer: „Achilles war doch kein Dichter."

Paula: „Doch. Er ist doch wegen seiner Ferse berühmt."

A Witz komm raus

Trage den Witz vor.

Ein älteres Ehepaar liegt im Bett.

Sie: „Du Heinrich, ich kann nicht schlafen."

Heinrich: „Das Böse schläft nie."

B Witz komm raus

Trage den Witz vor.

Die Stiftung Warentest hat letztens Besteck getestet.

Das Messer hat am besten abgeschnitten.

A Beschimpfen

Suche dir einen beliebigen Mitspieler aus und beschimpfe ihn auf Hessisch!

Inspration gefällig?

Jetz speel do nedd die beleidischd Lebberworscht!

Halt die Schnuud, du Babbsack!

Eihorrschemaa, isch glaub's ned, du Hallebatsch!

Jetz haldemol dei Sabbel, du Laatschgickel.

B Zungen-Verknoter

Sag den Zungenbrecher fünf Mal schnell hintereinander auf.

Wenn der Benz bremst, brennt das Benzbremslicht.

A Witz komm raus

Trage den Witz vor.

Zwei Schnecken stehen an der Straße. Die eine macht sich auf, hinüberzugehen.

Da ruft die andere: „Sei bloß vorsichtig, in einer Stunde kommt der Bus.“

B Witz komm raus

Trage den Witz vor.

Wenn sie wutschnaubend fragt, „Weißt du, was mir nicht passt?“, dann ist „Größe 38“ die falsche Antwort.

A Gesetze aus aller Welt

Lies den folgenden Fakt vor.

Aus der Kategorie „Wahre Gesetze“:

Gilt nicht nur für Pferdestärken

Wird in Florida ein Elefant an einer Parkuhr angebunden, so ist die reguläre Parkgebühr zu bezahlen.

B Witz komm raus

Trage den Witz vor.

Fragt der Lehrer: „Tanja, was versteht man unter Notwehr?“

Tanja antwortet: „Wenn ich mein Zeugnis selbst unterschreibe.“

A Gruppen-Diskussion

Besprecht in der Gruppe folgendes Thema. Nach fünf Minuten, oder wenn ihr euch geeinigt habt, geht das Buch weiter zum nächsten Spieler.

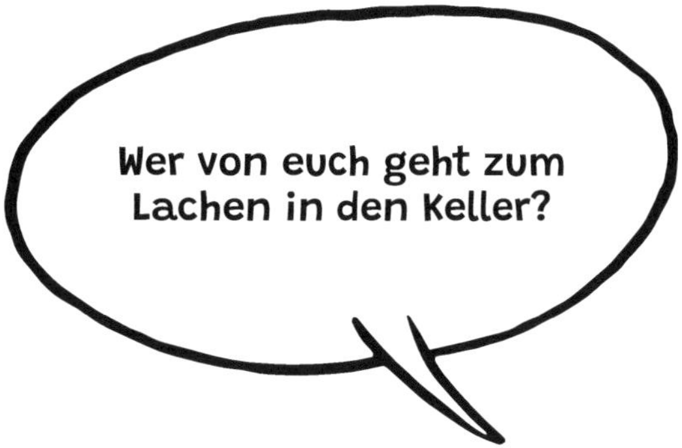

B Gib Action!

Lies dir die Aufgabe durch und führe sie aus. Dabei darfst du deine Anweisung nicht laut vorlesen.

Lege dich auf den Boden und tue so, als würdest du beim Psychiater auf der Couch liegen.

A Witz komm raus

Trage den Witz vor.

Beim ersten Date:

Er: „Ich arbeite jeden Tag mit Tieren.“

Sie: „Ach wie schön. Dann hast du bestimmt ein großes Herz.“

Er: „Nö, ich bin Metzger.“

B Der kommt flach

Trage den Witz vor.

Warum summen Bienen?

Weil sie den Text nicht kennen.

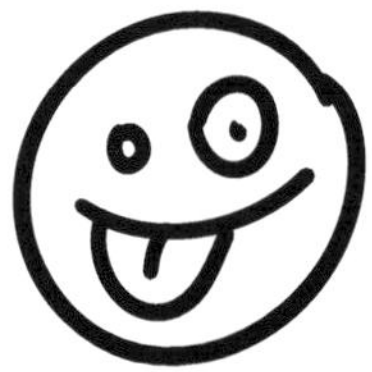

A Zungen-Verknoter

Sag den Zungenbrecher fünf Mal schnell hintereinander auf.

Fischers Fritze fischt frische Fische. Frische Fische fischt Fischers Fritze.

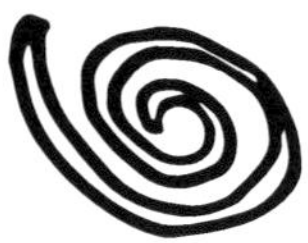

B Der kommt flach

Trage den Witz vor.

Was macht ein Clown im Büro?

Faxen.

A

Witz komm raus

Trage den Witz vor.

Unterhalten sich zwei Teelichter:

„Sag mal, ist Wasser eigentlich gefährlich?“

– „Da kannst du von ausgeh‘n.“

B

Gesetze aus aller Welt

Lies den folgenden Fakt vor.

Aus der Kategorie „Wahre Gesetze“:

Jetzt könnte sich Nessie doch zeigen

Sollte das Ungeheuer von Loch Ness tatsächlich einmal entdeckt werden, steht es in Schottland und dem restlichen Vereinigten Königreich sofort unter Naturschutz.

A Witz komm raus

Trage den Witz vor.

Ich habe mit meiner Zimmerpflanze ausgemacht, sie nur noch einmal im Monat zu gießen.

Sie ist darauf eingegangen.

B Der kommt flach

Trage den Witz vor.

Was sucht ein Einarmiger im Einkaufszentrum?

Einen Second-Hand-Shop.

A Der kommt flach

Trage den Witz vor.

Wer möchte lieber kein Homeoffice machen?

Ein Feuerwehrmann.

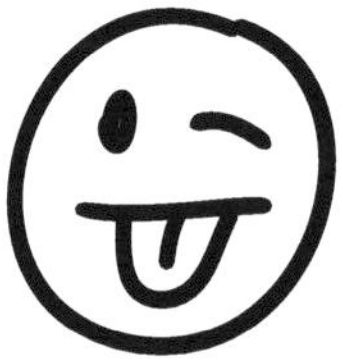

B Witz komm raus

Trage den Witz vor.

Es regnet schon seit Tagen. Meine Frau ist total deprimiert. Sie schaut ständig durchs Fenster.

Wenn das so weitergeht, muss ich sie noch reinlassen.

A Witz komm raus

Trage den Witz vor.

„Schatz, hast du die Schokolade gesehen?“

„Nur kurz.“

B Zungen-Verknoter

Sag den Zungenbrecher fünf Mal schnell hintereinander auf.

Der Flugplatzspatz nahm auf dem Flugplatz Platz. Auf dem Flugplatz nahm der Flugplatzspatz Platz.

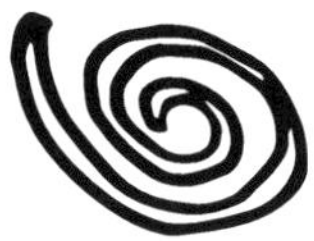

A **Der kommt flach**

Trage den Witz vor.

Was macht ein Drache im Fußballstadion?

Die Spieler anfeuern.

B **Witz komm raus**

Trage den Witz vor.

Meine Witze sind wie die Bahn.

Kommt nicht jeder richtig an.

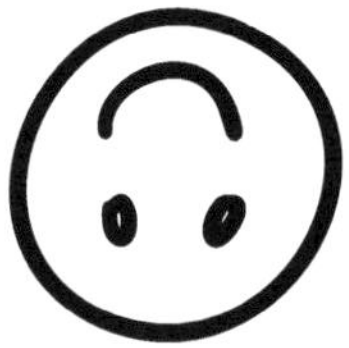

A Witz komm raus

Trage den Witz vor.

Treffen sich zwei Freundinnen.

„Du, mein Mann ist gestern beim Kartoffeln Holen die Treppe heruntergefallen. Was soll ich denn jetzt machen?“

– „Hmm, Reis?“

B Gruppen-Diskussion

Besprecht in der Gruppe folgendes Thema. Nach fünf Minuten, oder wenn ihr euch geeinigt habt, geht das Buch weiter zum nächsten Spieler.

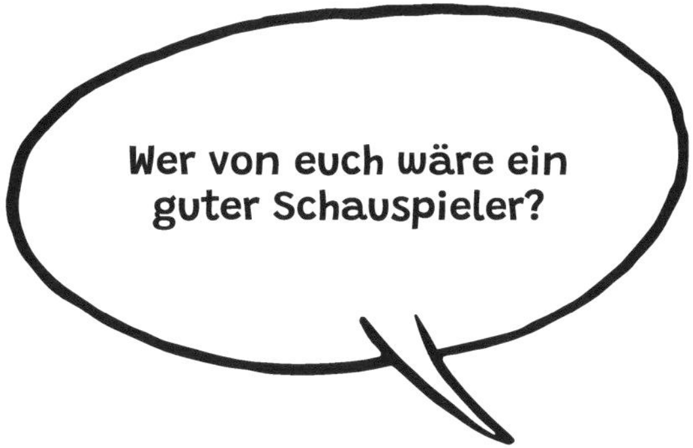

A Witz komm raus

Trage den Witz vor.

Ein Mann kommt hungrig nach Hause und fragt seine Frau:

„Wo ist denn das Essen."

Darauf sie: „Steht im Kochbuch auf Seite 41."

B Witz komm raus

Trage den Witz vor.

Es klingelt an der Tür.

„Guten Tag, wir sammeln fürs Kinderheim."

– „Oh, das passt prima. Justin, Peggy, kommt mal her und zieht schonmal die Schuhe an."

A Gib Action!

Lies dir die Aufgabe durch und führe sie aus. Dabei darfst du deine Anweisung nicht laut vorlesen.

Fange an, deinem Mitspieler rechts von dir so lange den Oberschenkel zu streicheln, bis er reagiert. Schaue ihm dann verliebt in die Augen.

B Witz komm raus

Trage den Witz vor.

Manche Menschen reagieren verwirrt, wenn ein Satz nicht so endet, wie sie es Spülmaschine.

A

Listige Listen

Lies den Titel der Liste und nacheinander die Punkte vor.

Die wahrscheinlich dünnsten Bücher der Welt:

1. Kulinarische Köstlichkeiten aus England
2. Russische Marktwirtschaft
3. Italienische Heldensagen
4. Stressbewältigung für Beamte
5. Fehlerfreies Programmieren mit Bill Gates

B

Gib Action!

Lies dir die Aufgabe durch und führe sie aus. Dabei darfst du deine Anweisung nicht laut vorlesen.

Stelle dich für zwei Minuten ohne etwas zu sagen auf deinen Stuhl.

A Witz komm raus

Trage den Witz vor.

Unterhalten sich zwei Ehemänner.

„Immer diese blöden Sprüche über Schwiegermütter. Ich komme mit meiner bestens zurecht.“

– „Wohnt sie in der Nähe?“

„Nö, in Australien.“

B Der kommt flach

Trage den Witz vor.

Was steht auf dem Grabstein eines Mathelehrers?

Damit hat er nicht gerechnet.

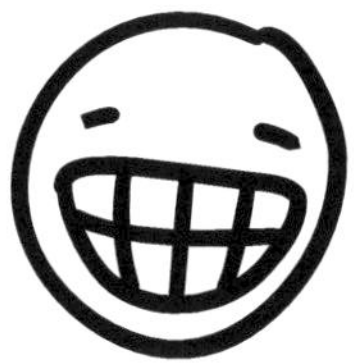

A Witz komm raus

Trage den Witz vor.

Ich habe gerade ein Blatt gelocht.

Nur so am Rande.

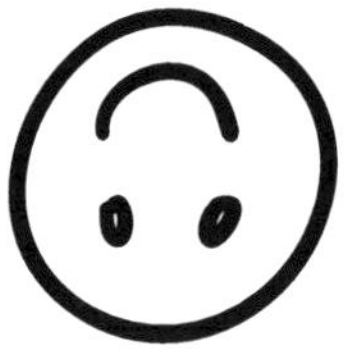

B Witz komm raus

Trage den Witz vor.

Bärtige Männer gehen häufiger fremd.

Bärtige Frauen eher weniger.

A Wunder der Natur

Lies den folgenden Fakt vor.

Aus der Kategorie „Wunder der Natur“:

Seekühe nutzen Luft in ihrem Bauch, um die Fortbewegung im Wasser steuern. Um an der Oberfläche zu treiben, halten sie Pupse zurück. Sie lassen den Darmwind entweichen, um zu sinken.

B Witz komm raus

Trage den Witz vor.

„Dein Name ist voll schön.“

– „Danke, den hab ich zum Geburtstag bekommen.“

A Witz komm raus

Trage den Witz vor.

„Wie kannst du bei dieser Hitze Kaffee trinken?“

– „Mit Hilfe dieser Tasse.“

B Zungen-Verknoter

Sag den Zungenbrecher fünf Mal schnell hintereinander auf.

Der Cottbusser Postkutscher putzt den Cottbusser Postkutschkasten. Den Cottbusser Postkutschkasten putzt der Cottbusser Postkutscher.

A Witz komm raus

Trage den Witz vor.

Vater zum Sohn: „Warum hast du kein Zeugnis heute mitgebracht?“

Sohn: „Das habe ich Peter mitgegeben, der wollte mal seine Eltern erschrecken.“

B Witz komm raus

Trage den Witz vor.

Frauen können das Wort „Aha“ auf 35 verschiedene Arten betonen. 13 davon sind tödlich.

A Gib Action!

Lies dir die Aufgabe durch und führe sie aus. Dabei darfst du deine Anweisung nicht laut vorlesen.

Gehe zum jüngsten Mitspieler. Kneife ihn in die Wange und sage „Na, mein Kleiner/meine Kleine."

B Beschimpfen

Suche dir einen beliebigen Mitspieler aus und beschimpfe ihn auf Hamburgisch!

Inspration gefällig?

Nu is daddeldu, du Spaggn!

Klei mi ann Mors,
du Grootmogul!

Bissu Köömbroder
schon wieda angetütert?

Schiet di wat,
du Bangbüx!

A Witz komm raus

Trage den Witz vor.

„Sag mal Heinz, wo ist denn euer nerviger Nachbar?“

– „Du, der ist im Garten.“

„Aber wo denn? Ich sehe ihn nicht.“

– „Na, da musst du schon ein bisschen graben.“

B Gib Action!

Lies dir die Aufgabe durch und führe sie aus. Dabei darfst du deine Anweisung nicht laut vorlesen.

Fordere einen Mitspieler auf, mit dir Platz zu tauschen.

A Gruppen-Diskussion

Besprecht in der Gruppe folgendes Thema. Nach fünf Minuten, oder wenn ihr euch geeinigt habt, geht das Buch weiter zum nächsten Spieler.

Wer in der Runde ist am risikofreudigsten?

B Witz komm raus

Trage den Witz vor.

„Ich bin so stolz. Guck mal, ich trage den hier jetzt schon seit fünf Jahren und er passt immer noch.“

– „Das ist ein Schal.“

A Witz komm raus

Trage den Witz vor.

„Es wird Tote geben" – ein Rechtschreibfehler, der damals dafür sorgte, dass niemand zu meinem zehnten Geburtstag kam.

B Gesetze aus aller Welt

Lies den folgenden Fakt vor.

Aus der Kategorie „Wahre Gesetze":

Schlechtes Stellungsspiel

Seit 1896 muss in Deutschland ein Fußballfeld frei von Bäumen sein.

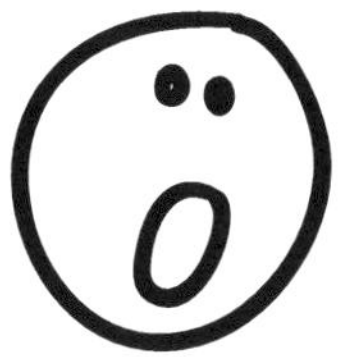

A

Witz komm raus

Trage den Witz vor.

Eine Frau steigt mit ihrem Baby in einen Bus und setzt sich neben einen älteren Herrn. Dieser sagt zu ihr: „Das ist wohl das hässlichste Baby, das ich je gesehen habe.“

Stinksauer setzt sich die Frau auf einen anderen Platz und sagt zu ihrem neuen Sitznachbarn: „Der Mann dort hat mich beleidigt.“

Daraufhin sagt der Mann: „Dann gehen Sie ruhig nach vorne und beschweren sich beim Fahrer – ich halte solange den Affen für Sie.“

B

Witz komm raus

Trage den Witz vor.

Im Norden sagt man: „Sturm ist erst, wenn die Schafe keine Locken mehr haben.“

A Gib Action!

Lies dir die Aufgabe durch und führe sie aus. Dabei darfst du deine Anweisung nicht laut vorlesen.

Schielen! Für zwei Minuten.

B Der kommt flach

Trage den Witz vor.

Was ist schlimmer als ein angebissener Apfel mit einem Wurm drin?

Ein angebissener Apfel mit einem halben Wurm drin.

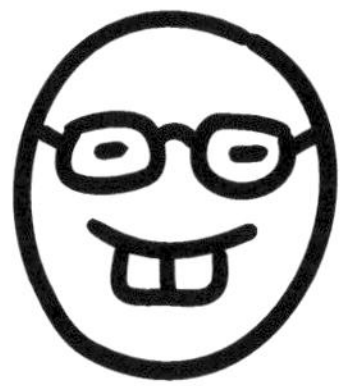

A Witz komm raus

Trage den Witz vor.

Ich war heute beim Arzt. Er hat mir Seeluft verschrieben. Gut, warum nicht.

Nach einem kurzen Blick auf meinen Kontostand habe ich mir eine Dose Thunfisch aufgemacht und den Ventilator angestellt.

B Listige Listen

Lies den Titel der Liste und nacheinander die Punkte vor.

Hier willste nicht tot übern Zaun hängen:

Diese Orte gibt es wirklich in Deutschland

1. **Nikolausdorf (Niedersachsen)**
2. **Drogen (Thüringen)**
3. **Luschendorf (Schleswig-Holstein)**
4. **Oberbillig (Rheinland-Pfalz)**
5. **Motzen (Brandenburg)**

A Witz komm raus

Trage den Witz vor.

„Hallo, ich hätte gerne zwei Kinokarten."

– „Für den Hobbit?"

„Eigentlich ist das mein Freund."

B Witz komm raus

Trage den Witz vor.

Die Biolehrerin sagt zu Oliver: „Nenn bitte alle Sinne, die du kennst."

Oliver fängt an: „Blödsinn, Unsinn, Schwachsinn ..."

A

Witz komm raus

Trage den Witz vor.

Ich habe jetzt endlich doch eine Dachbox für das Auto gekauft.

Und was soll ich sagen, total praktisch, man hört die Kinder so gut wie gar nicht mehr.

B

Gib Action!

Lies dir die Aufgabe durch und führe sie aus. Dabei darfst du deine Anweisung nicht laut vorlesen.

Fange an, zu singen. Du darfst entscheiden, welches Lied, aber erst aufhören, wenn entweder zwei Minuten rum sind oder du unterbrochen wirst.

A Gib Action!

Lies dir die Aufgabe durch und führe sie aus. Dabei darfst du deine Anweisung nicht laut vorlesen.

Mache 10 Kniebeugen und stöhne nach jeder vor Anstrengung.

B Witz komm raus

Trage den Witz vor.

Ein Mann sitzt beim Psychiater.

„Ich glaube, ich kann hellsehen.“

– „Aha, seit wann haben Sie das?“

„Seit nächsten Donnerstag.“

A Witz komm raus

Trage den Witz vor.

Der Bademeister beschwert sich energisch bei einer Mutter:

„Ihr Sohn darf nicht mehr in unserem Schwimmbecken schwimmen.“

Die Mutter sichtlich verwirrt: „Aber warum das denn nicht?“

– „Der pinkelt da immer rein.“

„Aber wieso dann grad er? Das machen doch alle Kinder.“

– „Ja, aber nicht vom Sprungbrett.“

B Der kommt flach

Trage den Witz vor.

Warum dürfen Veganer kein Leitungswasser trinken?

Weil es aus dem Hahn kommt.

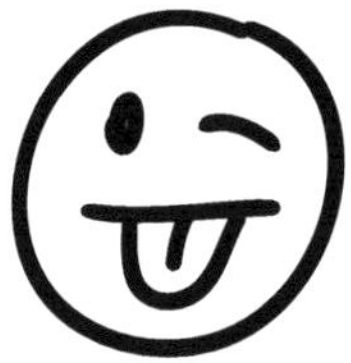

A **Witz komm raus**

Trage den Witz vor.

Sagt der Hammer zum Daumen: „Schön, dich mal wieder zu treffen."

B **Witz komm raus**

Trage den Witz vor.

Ein Mann wird von der Polizei angehalten. Der Polizist fragt: „Haben Sie nicht gemerkt, dass Ihre Frau und Ihre Kinder aus dem Auto gefallen sind?"

„Gott sei Dank", sagt der Mann, „ich dachte schon, ich sei taub geworden."

A

Gesetze aus aller Welt

Lies den folgenden Fakt vor.

Aus der Kategorie „Wahre Gesetze“:

Sagt das mal euren Kindern

Kommt es in Deutschland zu einer nicht einvernehmlich stattfindenden Kissenschlacht, kann das Kissen als Waffe gelten.

B

Gib Action!

Lies dir die Aufgabe durch und führe sie aus. Dabei darfst du deine Anweisung nicht laut vorlesen.

Grunze zwei Minuten wie ein Schwein.

A Witz komm raus

Trage den Witz vor.

Ein Vater ist sehr stolz darauf, sechs Kinder zu haben. Seine Frau nennt er nur noch „Mutter von Sechs“, ihr gefällt das aber gar nicht.

Eines Abends auf einer Party brüllt er quer durch den Raum: „Mutter von Sechs, wir gehen jetzt.“

Sie antwortet: „Bin gleich soweit, Vater von Vieren.“

B Listige Listen

Lies den Titel der Liste und nacheinander die Punkte vor.

Was Eltern ihren Kindern antun:

Diese Namen wurden von Standesämtern genehmigt

1. Eitelfritz
2. Galaxina
3. Heinz-Marvin
4. Horst-Kevin
5. Kayle-Luquas

A

Witz komm raus

Trage den Witz vor.

Gehen zwei Steaks im Kühlschrank an einem Stück Hackfleisch vorbei. Sagt das eine zum anderen: „Schau mal, wie sie den zusammengeschlagen haben."

B

Witz komm raus

Trage den Witz vor.

Auf dem Standesamt.

Beamter: „Wie heißen Sie bitte?"

– „Tototorben Fififischer."

„Oh, Sie stottern."

– „Nein, mein Vater hat gestottert und ihr Vorgänger war ein Idiot."

A Zungen-Verknoter

Sag den Zungenbrecher fünf Mal schnell hintereinander auf.

Gibst Du dem Opi Opium, bringt Opium den Opi um.

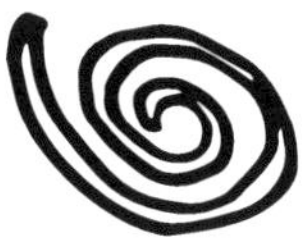

B Gruppen-Diskussion

Besprecht in der Gruppe folgendes Thema. Nach fünf Minuten, oder wenn ihr euch geeinigt habt, geht das Buch weiter zum nächsten Spieler.

Wer in der Runde ist der größte Angsthase?

A

Witz komm raus

Trage den Witz vor.

Zwei Kumpels.

„Komm, wir kaufen ein Fernglas."

– „Und was machen wir dann?"

„Dann sehen wir weiter."

B

Witz komm raus

Trage den Witz vor.

Ich habe mir letztens ein Raumspray für die Toilette gekauft. Duftnote Tannennadeln.

Jetzt riecht es, als hätte jemand in den Wald geschissen.

A Der kommt flach

Trage den Witz vor.

Wie nennt man einen russischen Veganer?

Mooskauer.

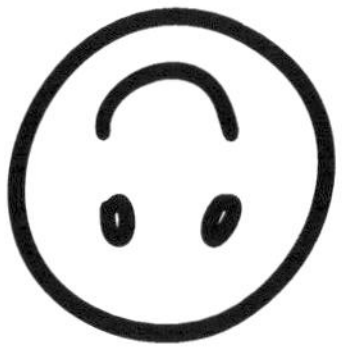

B Gesetze aus aller Welt

Lies den folgenden Fakt vor.

Aus der Kategorie „Wahre Gesetze“:

Und mancher regt sich übers Händewaschen auf

Wer in Singapur nach dem Toilettengang nicht spült, riskiert eine Strafe von ungefähr 500 Euro.

A Der kommt flach

Trage den Witz vor.

Was machen zwei Mathematiker auf der Toilette?

Pi Pi.

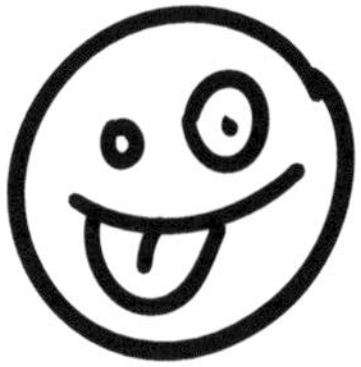

B Witz komm raus

Trage den Witz vor.

„Ich lasse jedes Wochenende die Sau raus!“

Klaus, 52, ist Landwirt

A Witz komm raus

Trage den Witz vor.

Treffen sich zwei Magnete. Jammert der eine: „Ich weiß nicht, was ich anziehen soll.“

B Gib Action!

Lies dir die Aufgabe durch und führe sie aus. Dabei darfst du deine Anweisung nicht laut vorlesen.

Starte ein Gespräch. Kommentiere jeden gesagten Satz in der Runde mit „Das denkst du vielleicht.“ Nach zwei Minuten – oder wenn jemand generut abbricht – darfst du aufhören.

A

Witz komm raus

Trage den Witz vor.

„Ich wäre mal wieder bereit für was Festes."

André, 25, hat seit drei Tagen Durchfall.

B

Der kommt flach

Trage den Witz vor.

Wie heißt der nordische Gott der Ungeduld?

Hammersbald.

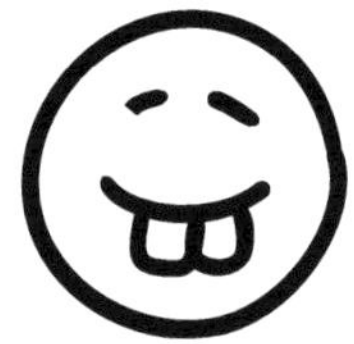

A Gib Action!

Lies dir die Aufgabe durch und führe sie aus. Dabei darfst du deine Anweisung nicht laut vorlesen.

Fange an, mit dem Mund für zwei Minuten Pupsgeräusche zu machen. Profis schaffen es auch ohne Mund.

B Witz komm raus

Trage den Witz vor.

„Herr Ober, der Kaffee war kalt."

„Gut, dass Sie mir das sagen. Der Eiskaffee kostet mehr."

A Beschimpfen

Suche dir einen beliebigen Mitspieler aus und beschimpfe ihn auf (fiktivem) Französisch!

Inspration gefällig?

Tête de con

Andouille

Faible d'esprit

Putain de merde

B Witz komm raus

Trage den Witz vor.

Treffen sich zwei Jäger – beide tot.

A Witz komm raus

Trage den Witz vor.

Heini kommt sichtlich sauer aus der Schule: „Mama, immer erzählen die Erwachsenen etwas von Lehrermangel. Nur bei uns fehlt nie einer!“

B Der kommt flach

Trage den Witz vor.

Was machen zwei wütende Schafe?

Sie kriegen sich in die Wolle.

A Zungen-Verknoter

Sag den Zungenbrecher fünf Mal schnell hintereinander auf.

Im Potsdamer Boxclub boxt der Potsdamer Postbusboss.

B Witz komm raus

Trage den Witz vor.

Der Reporter fragt Manuel Neuer: „Was halten Sie von Christiano Ronaldo?“

Manuel Neuer: „Alles!“

A Witz komm raus

Trage den Witz vor.

Ein Polizist hält einen Radfahrer an: „Wenn Ihr Licht nicht funktioniert, dann müssen Sie absteigen!“

„Das habe ich schon probiert, aber es brennt trotzdem nicht!“

B Gib Action!

Lies dir die Aufgabe durch und führe sie aus. Dabei darfst du deine Anweisung nicht laut vorlesen.

Beschuldige den Mitspieler links von dir, dass er gepupst hat.

A Witz komm raus

Trage den Witz vor.

„Papa, was ist ein Vakuum?“

– „Ich hab’s im Kopf, aber ich komm‘ nicht drauf.“

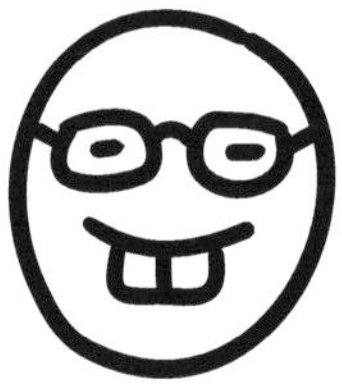

B Der kommt flach

Trage den Witz vor.

Warum verläuft sich der Henker auf dem Heimweg?

Er kannte nur die Hinrichtung.

A Zungen-Verknoter

Sag den Zungenbrecher fünf Mal schnell hintereinander auf.

Max wachst Wachsmasken.

Was wachst Max?

Wachsmasken wachst Max.

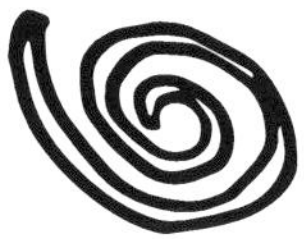

B Witz komm raus

Trage den Witz vor.

Wenn Mama über die Witze von Papa lacht, kann das nur eins bedeuten: Wir haben Gäste.

A Gruppen-Diskussion

Besprecht in der Gruppe folgendes Thema. Nach fünf Minuten, oder wenn ihr euch geeinigt habt, geht das Buch weiter zum nächsten Spieler.

Sucht euch einen Mitspieler aus und diskutiert, welchem Promi er oder sie ähnlich sieht.

B Witz komm raus

Trage den Witz vor.

Spinat schmeckt am besten, wenn man ihn kurz vor dem Servieren durch Pommes ersetzt.

A Witz komm raus

Trage den Witz vor.

Eine Schildkröte wird von einer Bande Schnecken überfallen. Später befragt die Polizei die Schildkröte: „Können Sie uns genau sagen, was passiert ist?“

„Nein“, sagt die Schildkröte, „das ging alles so schnell.“

B Der kommt flach

Trage den Witz vor.

Wie nennt man ein Bumerang, der nicht zurückkommt?

Stock.

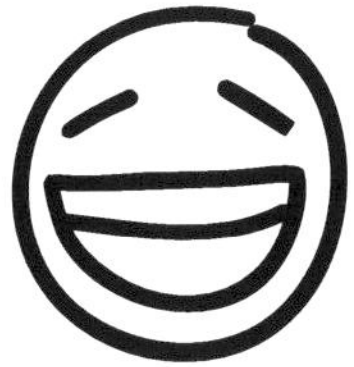

A

Witz komm raus

Trage den Witz vor.

Jens wird im Unterricht beim Apfelessen erwischt. Der Lehrer nimmt ihm den Apfel ab: „Wenn du mir drei Früchte nennst, kriegst du ihn wieder.“

Darauf Jens: „Gib mir meinen Apfel wieder, du Pflaume, sonst kriegst du eins auf die Birne!“

B

Gib Action!

Lies dir die Aufgabe durch und führe sie aus. Dabei darfst du deine Anweisung nicht laut vorlesen.

Nimm die Schuhe eines Mitspielers und verknote die Schnürsenkel. Wenn er seine Schuhe gerade noch trägt, Pech für ihn.

A Listige Listen

Lies den Titel der Liste und nacheinander die Punkte vor.

Hier willste nicht tot übern Zaun hängen:

Diese Orte gibt es wirklich in Deutschland

1. Deppendorf (Nordrhein-Westfalen)
2. Jucken (Rheinland-Pfalz)
3. Hausen im Killertal (Baden-Württemberg)
4. Atzenhausen (Niedersachsen)
5. Pißdorf (Sachsen-Anhalt)

B Witz komm raus

Trage den Witz vor.

„Papa, warum hast du eigentlich die Mama geheiratet?"

– „Siehst du, Karin, die Kinder können es auch nicht verstehen."

A Witz komm raus

Trage den Witz vor.

Im Geschäft:

„Guten Tag, ich suche Baumstämme."

– „Oh, da müssen Sie in unser Stammhaus fahren. Hier ist nur die Zweigstelle."

B Witz komm raus

Trage den Witz vor.

Ein Mann beim Arzt.

„Herr Doktor, ich habe jeden Morgen um sechs Uhr Stuhlgang."

– „Das ist doch sehr gut, Herr Meiser."

„Ja, aber ich steh erst um halb acht auf."

A Witz komm raus

Trage den Witz vor.

Wissenschaftler haben herausgefunden – sind dann aber wieder reingegangen.

B Zungen-Verknoter

Sag den Zungenbrecher fünf Mal schnell hintereinander auf.

Wenn hinter Fliegen Fliegen fliegen, fliegen Fliegen Fliegen nach.

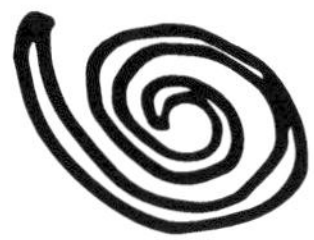

A

Gib Action!

Lies dir die Aufgabe durch und führe sie aus. Dabei darfst du deine Anweisung nicht laut vorlesen.

Gehe zur Toilette. Wenn du zurückkommst, wedle mit der Hand vor dem Gesicht und sage „Puh, Entschuldigung, das war so nicht geplant."

B

Gib Action!

Lies dir die Aufgabe durch und führe sie aus. Dabei darfst du deine Anweisung nicht laut vorlesen.

Rolle dich durch den Raum. Sobald dich jemand anspricht, sagst du: „Mach dir keine Sorgen, ich war früher beim Rollkommando."

A Witz komm raus

Trage den Witz vor.

Nachricht an den Typen, der mir meine Bettdecke geklaut hat: „Ich werde nicht ruhen, bis ich dich gefunden habe.“

B Witz komm raus

Trage den Witz vor.

Ein Mann kommt in die Arztpraxis: „Herr Doktor, ich muss immer so heftig pupsen und kann nichts dagegen machen. Allein hier bei Ihnen habe ich schon etliche Male gepupst. Aber zum Glück sind die Pupse sehr leise und riechen nicht. Trotzdem stört es mich.“

Der Arzt sagt: „Hier, nehmen Sie diese Tabletten zweimal täglich“.

Nach einer Woche kommt der Mann erneut in die Praxis. „Herr Doktor, was haben Sie mir da verschrieben. Ich pupse immer noch heftig und jetzt riechen sie auch noch fürchterlich.“

Daraufhin der Arzt: „Gut dass das Medikament angeschlagen hat und Sie wieder riechen können. Jetzt widmen wir uns Ihrem Gehör.“

A

Witz komm raus

Trage den Witz vor.

Ich ging gestern in die Küche und sagte zu meinem Vater: „Ich bin hungrig."

Darauf er: „Hallo Hungrig."

B

Witz komm raus

Trage den Witz vor.

Ein Neutron will in die Disco

Aber der Türsteher sagt: „Sorry, heute nur für geladene Gäste."

A Der kommt flach

Trage den Witz vor.

Wie nennt man Japaner, die sich nicht entscheiden können?

Nunja.

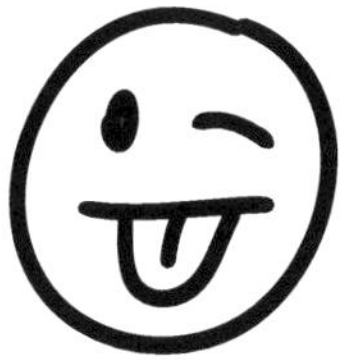

B Gesetze aus aller Welt

Lies den folgenden Fakt vor.

Aus der Kategorie „Wahre Gesetze“:

Soll doch Mama selber saugen

In Colorado, USA, ist es verboten, dem Nachbarn einen Staubsauger auszuleihen.

A Der kommt flach

Trage den Witz vor.

Wie nennt man einen dicken Veganer?

Biotonne.

B Witz komm raus

Trage den Witz vor.

Mein Bruder musste ins Gefängnis. Es fiel ihm nicht gerade leicht. Er hat mit jedem Streit angefangen, der auch nur ein Wort sagte. Zum Schluss hat er sogar seine Fäkalien an die Wände geschmiert.

Ich glaube wir spielen nie wieder mit ihm Monopoly.

A Witz komm raus

Trage den Witz vor.

Die gute Nachricht: ich bekomme endlich den obersten Knopf meiner Jeans wieder zu.

Die schlechte Nachricht: ich habe sie leider nicht an.

B Zungen-Verknoter

Sag den Zungenbrecher fünf Mal schnell hintereinander auf.

Plättbrett bleibt Plättbrett.

A

Gesetze aus aller Welt

Lies den folgenden Fakt vor.

Aus der Kategorie
„Wahre Gesetze“:

Angst vor Sonnenbrand?

In Israel dürft ihr keinen Bären mit an den Strand bringen. Dort baden darf er auch nicht.

B

Gruppen-Diskussion

Besprecht in der Gruppe folgendes Thema. Nach fünf Minuten, oder wenn ihr euch geeinigt habt, geht das Buch weiter zum nächsten Spieler.

Wer von euch wird im Alter am attraktivsten aussehen?

A Witz komm raus

Trage den Witz vor.

Nachricht an die Frau, die nachts immer so laut an meine Tür klopft: „Ich lasse dich nicht raus.“

B Der kommt flach

Trage den Witz vor.

Warum haben die meisten Fische Schuppen?

Damit sie ihre Fahrräder unterstellen können.

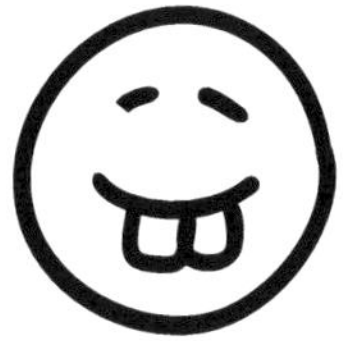

A

Witz komm raus

Trage den Witz vor.

„Ich habe dir Schokoplätzchen gebacken! Es ist eine Entschuldigung dafür, dass ich dein Auto in Brand gesteckt habe.“

– „WAS HAST DU GEMACHT!?“

„Dir Schokoplätzchen gebacken.“

B

Beschimpfen

Suche dir einen beliebigen Mitspieler aus und beschimpfe ihn auf (fiktivem) Englisch!

Inspration gefällig?

Filthy pig

Push off

Good-for-nothing

Scumbag

A Der kommt flach

Trage den Witz vor.

Was braucht ein Blinder im Schwimmbad?

Einen Sehhund.

B Witz komm raus

Trage den Witz vor.

Mein Nachbar fragte mich heute, ob ich irgendwas über die geklaute Kleidung von seiner Wäscheleine weiß.

Ich hätte mir fast in seine Unterhose gemacht.

A Gib Action!

Lies dir die Aufgabe durch und führe sie aus. Dabei darfst du deine Anweisung nicht laut vorlesen.

Strecke zwei Minuten lang die Zunge raus und versuche, mit der Zunge an deine Nasenspitze zu kommen.

B Witz komm raus

Trage den Witz vor.

Ich habe gerade eine Beziehung mit einer blinden Frau begonnen.

Hab auch vorher lange geübt, bis ich die Stimme ihres Ehemannes hinbekommen konnte.

A Witz komm raus

Trage den Witz vor.

Notruf bei der Feuerwehr.

„Hilfe, bei mir brennt's!"

– „Alles klar, wie kommen wir zu Ihnen?"

„Haben Sie nicht mehr diese roten Autos?"

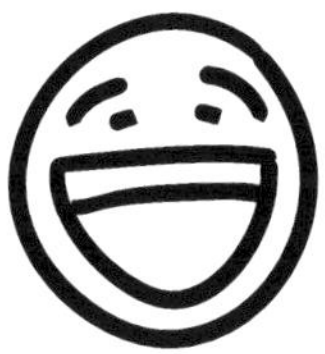

B Gib Action!

Lies dir die Aufgabe durch und führe sie aus. Dabei darfst du deine Anweisung nicht laut vorlesen.

Starte ein beliebiges Gespräch in der Runde. Sobald ein Mitspieler anfängt, etwas zu erzählen, unterbrichst du ihn mit den Worten „Oh mein Gott, das ist das Witzigste, was ich je gehört habe!". Das Ganze wiederholst du drei Mal.

A Gesetze aus aller Welt

Lies den folgenden Fakt vor.

Aus der Kategorie
„Wahre Gesetze“:

Verkehrssicherheit

In Memphis, Tennessee, dürfen Frauen nur dann ein Auto lenken, wenn ein Mann vor dem Auto herläuft und mit einer roten Flagge andere Verkehrsteilnehmer warnt.

B Witz komm raus

Trage den Witz vor.

Gott hat Frauen die Schmerzen der Geburt gegeben, damit sie erfahren können, wie hart es ist, wenn man als Mann erkältet ist.

A Witz komm raus

Trage den Witz vor.

Schüler zur Lehrerin: „Frau Lehrerin, kann man für etwas bestraft werden, was man gar nicht gemacht hat?“

Lehrerin: „Nein, das geht nicht.“

Schüler: „Sehr gut, ich habe nämlich meine Hausaufgaben nicht gemacht.“

B Wunder der Natur

Lies den folgenden Fakt vor.

Aus der Kategorie „Wunder der Natur“:

Alpakas können an Einsamkeit sterben, wenn sie nicht mit Artgenossen zusammengehalten werden.

A

Witz komm raus

Trage den Witz vor.

Wie ich es nicht leiden kann, wenn das Klopapier alle ist und ich dann in kleinen Trippelschritten zu Rossmann muss.

B

Witz komm raus

Trage den Witz vor.

Kommt ein Patient zum Arzt und jammert: „Herr Doktor, ich sehe alles doppelt!“

Sagt der Doktor: „Na, dann setzen Sie sich bitte erst mal hier auf den Stuhl.“

– „Auf welchen?“

A Gib Action!

Lies dir die Aufgabe durch und führe sie aus. Dabei darfst du deine Anweisung nicht laut vorlesen.

Tue so, als würdest du etwas riechen. Verfolge die Spur bis in den Nacken des Mitspielers dir gegenüber.

B Witz komm raus

Trage den Witz vor.

Der Arzt am Sterbebett zur Frau: „Ihr Mann gefällt mir gar nicht.“

Darauf sie: „Mir auch nicht, aber wird ja wohl nicht mehr lange dauern.“

A Witz komm raus

Trage den Witz vor.

Ein 65-jähriger Milliardär heiratet eine flotte 24-Jährige. Er schmeißt dazu eine Riesenparty. Nach ein paar Drinks fragen ihn seine Freunde, wie er das angestellt hat, so eine heiße und viel jüngere Frau zu bekommen. Daraufhin sagt er: „Ich habe bei meinem Alter ein bisschen gemogelt. Sie weiß nicht, dass ich so alt bin.“

Die Freunde fragen: „Wie alt hast du ihr denn gesagt, dass du bist?“

Er antwortet mit einem Lächeln im Gesicht: „85 Jahre alt.“

B Der kommt flach

Trage den Witz vor.

Was ist das Lieblingsauto von Geistern?

Ein Buh-gatti.

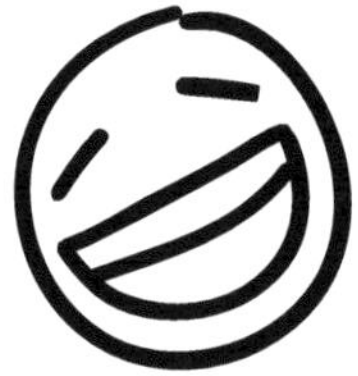

A Zungen-Verknoter

Sag den Zungenbrecher fünf Mal schnell hintereinander auf.

Russische Russen rutschen russische Rutschen russisch runter.

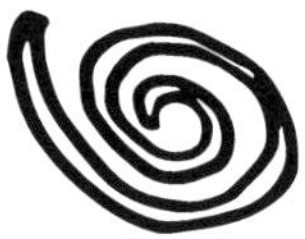

B Witz komm raus

Trage den Witz vor.

Im Rezept stand „Ofen auf 90 Grad stellen“.

Und wie kriege ich jetzt den Ofen auf?

A Gruppen-Diskussion

Besprecht in der Gruppe folgendes Thema. Nach fünf Minuten, oder wenn ihr euch geeinigt habt, geht das Buch weiter zum nächsten Spieler.

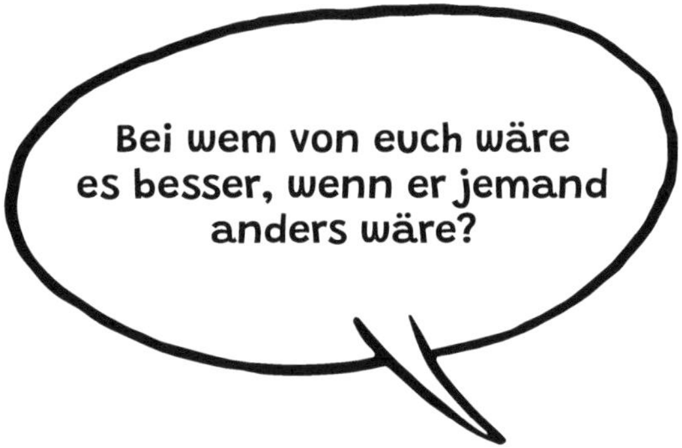
Bei wem von euch wäre es besser, wenn er jemand anders wäre?

B Witz komm raus

Trage den Witz vor.

Gestern habe ich mein Auto mit meinem Sohn gewaschen.

Das nächste Mal nehme ich besser wieder den Schwamm.

A Witz komm raus

Trage den Witz vor.

Frau zu ihrem Mann: „Machen mich diese Hosen dick."

Darauf er: „Keine Ahnung. Ich würde sie jedenfalls nicht essen."

B Gesetze aus aller Welt

Lies den folgenden Fakt vor.

Aus der Kategorie „Wahre Gesetze":

Niemand will Omis Schlüpfer sehen

In der Schweiz ist es verboten, am Sonntag Wäsche außerhalb der Wohnung aufzuhängen.

A — Gib Action!

Lies dir die Aufgabe durch und führe sie aus. Dabei darfst du deine Anweisung nicht laut vorlesen.

Nimm dein Mobiltelefon in die Hand und tue so, als würdest du telefonieren. Sage dabei deinem „Gesprächspartner“, wie öde und langweilig du die Spielrunde findest.

B — Witz komm raus

Trage den Witz vor.

Treffen sich zwei Wellen in der Nordsee. Sagt die eine: „Ich glaub, ich muss gleich brechen.“

A Gib Action!

Lies dir die Aufgabe durch und führe sie aus. Dabei darfst du deine Anweisung nicht laut vorlesen.

Stelle dich hin und fange laut-stark an zu zählen, bis du drei Mal unterbrochen wirst. Mal sehen, wie weit du kommst.

B Witz komm raus

Trage den Witz vor.

„Papi, da ist so ein Mann an der Tür. Er sagt, er sammelt für das Altersheim.“

– „Das ist super. Gib ihm Opa mit.“

A Listige Listen

Lies den Titel der Liste und nacheinander die Punkte vor.

Was Eltern ihren Kindern antun:

Diese Namen wurden von Standesämtern genehmigt

1. Matt-Eagle
2. Brain
3. Rapunzel
4. Milka
5. Sheriff

B Gesetze aus aller Welt

Lies den folgenden Fakt vor.

Aus der Kategorie „Wahre Gesetze“:

Nix mit Mahlzeit

In Russland dürfen Haustierbesitzer ihre Tiere nicht essen.

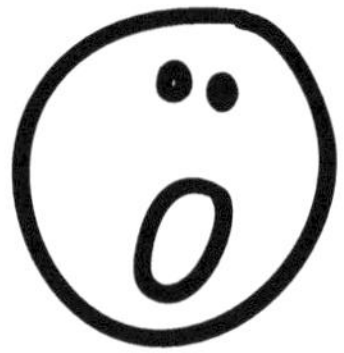

A Witz komm raus

Trage den Witz vor.

Beim Zugunglück gab es 72 Tote und ein paar Zerquetschte.

B Gib Action!

Lies dir die Aufgabe durch und führe sie aus. Dabei darfst du deine Anweisung nicht laut vorlesen.

Erzähle in der Runde, was du heute gegessen hast. Mache dabei nach jeder Zutat ein lautes „Mmmmh!“

A

Witz komm raus

Trage den Witz vor.

Treffen sich zwei plastische Chirurgen. Sagt der eine zum anderen: „Was machst du denn heute für ein Gesicht?“

B

Gib Action!

Lies dir die Aufgabe durch und führe sie aus. Dabei darfst du deine Anweisung nicht laut vorlesen.

Starre deinen Nachbarn so lange an, bis er auf dich reagiert. Dann fragst du ihn, „Is was?“

A Der kommt flach

Trage den Witz vor.

Warum können Skelette nicht lügen?

Weil sie leicht zu durchschauen sind.

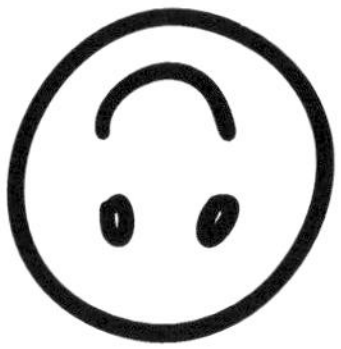

B Witz komm raus

Trage den Witz vor.

Mutter zum Sohn: „Moritz, findest du, ich bin eine schlechte Mutter?

– „Ich heiße Jan.“

A Gesetze aus aller Welt

Lies den folgenden Fakt vor.

Aus der Kategorie
„Wahre Gesetze“:

Gilt auch für Touristen aus Schottland

In Italien ist es Männern gesetzlich untersagt, Röcke zu tragen.

B Witz komm raus

Trage den Witz vor.

Treffen sich zwei Hellseher. Sagt der eine: „Dir geht‘s gut und wie geht‘s mir?“

A Witz komm raus

Trage den Witz vor.

„Hast du Milch für meinen Kaffee da?“

– „Ich habe fettarme.“

„Das sehe ich, finde ich auch ziemlich eklig, aber ich hätte trotzdem gerne die Milch.“

B Witz komm raus

Trage den Witz vor.

Ich habe ein Brötchen angerufen, aber es war belegt.

A

Witz komm raus

Trage den Witz vor.

Gast zum Kellner: „Ich weigere mich, dieses Steak zu essen. Holen Sie mir den Manager.“

Kellner: „Ich denke, er wird es auch nicht essen.“

B

Gruppen-Diskussion

Besprecht in der Gruppe folgendes Thema. Nach fünf Minuten, oder wenn ihr euch geeinigt habt, geht das Buch weiter zum nächsten Spieler.

Sucht euch einen Mitspieler aus und überlegt, wie er als das andere Geschlecht aussehen könnte.

A Witz komm raus

Trage den Witz vor.

„Du kannst aber toll tanzen."

– „Ich muss pinkeln."

B Witz komm raus

Trage den Witz vor.

„Du Kevin, findest du mich auch dick?"

– „Logo würde ich dich auch finden, selbst wenn du schlank wärst."

A Der kommt flach

Trage den Witz vor.

Zu welchem Arzt geht Pinocchio?

Zum Holz-Nasen-Ohren-Arzt.

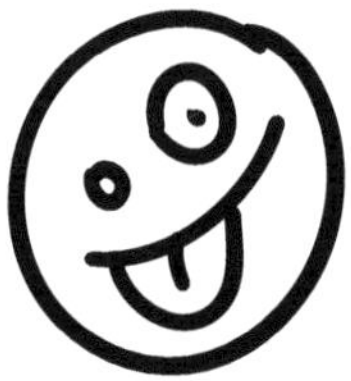

B Witz komm raus

Trage den Witz vor.

Ehefrau: „Schau mal Schatz, mein Winterspeck ist verschwunden.“

Ehemann: „Ja, jetzt sind es Frühlingsrollen.“

A Gib Action!

Lies dir die Aufgabe durch und führe sie aus. Dabei darfst du deine Anweisung nicht laut vorlesen.

Lauf' durch den Raum und schnüffle in den Ecken wie ein Hund.

B Zungen-Verknoter

Sag den Zungenbrecher fünf Mal schnell hintereinander auf.

Zwischen zwei Zwetschgenzweigen zwitschern zwei Schwalben. Zwei Schwalben zwitschern zwischen zwei Zwetschgenzweigen.

A Witz komm raus

Trage den Witz vor.

„Mami, Mami, mir ist so schwindelig."

– „Aber Toni, es ist doch erst der Vorwaschgang."

B Gib Action!

Lies dir die Aufgabe durch und führe sie aus. Dabei darfst du deine Anweisung nicht laut vorlesen.

Schleiche durch den Raum wie ein Geheimagent, der sich durch Laserstrahlen windet.

A Gesetze aus aller Welt

Lies den folgenden Fakt vor.

Aus der Kategorie
„Wahre Gesetze“:

Die Sau hatte viele Komplexe

In Frankreich darf das Hausschwein nicht Napoleon genannt werden.

B Witz komm raus

Trage den Witz vor.

Abwasser ist ein Thema, das unbedingt geklärt werden muss.

A Beschimpfen

Suche dir einen beliebigen Mitspieler aus und beschimpfe ihn auf (fiktivem) Spanisch!

Inspration gefällig?

Imbécil

Cierra el pico

Don nadie

Vete al infierno

B Witz komm raus

Trage den Witz vor.

Wenn der elektrische Stuhl mit Ökostrom betrieben wird, ist das dann ein natürlicher Tod?

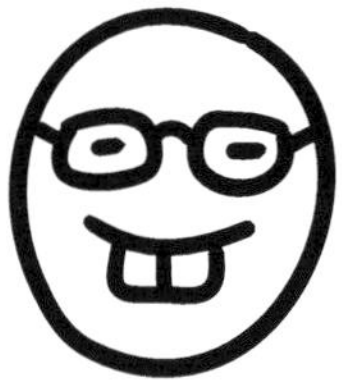

A Witz komm raus

Trage den Witz vor.

Ich bin heute aus dem Töpferkurs geflogen.

Habe mich wohl im Ton vergriffen.

B Listige Listen

Lies den Titel der Liste und nacheinander die Punkte vor.

Hier willste nicht tot übern Zaun hängen:

Diese Orte gibt es wirklich in Deutschland

1. Sargstedt (Sachsen-Anhalt)
2. Langweiler (Rheinland-Pfalz)
3. Hölle (Bayern)
4. Büchsenschinken (Schleswig-Holstein)
5. Halbhusten (Nordrhein-Westfalen)

A **Witz komm raus**

Trage den Witz vor.

Bei einem Tierarzt läutet das Telefon: „Gleich kommt meine Frau mit unserer Katze zu Ihnen. Bitte geben Sie ihr eine Spritze, damit sie friedlich einschläft."

„Gerne", sagt der Tierarzt, „aber findet Ihre Katze alleine nach Hause?"

B **Witz komm raus**

Trage den Witz vor.

Vor 20 Jahren habe ich mit nur fünf Euro in meiner Brieftasche, Eier, Brot, Zigaretten und Milch vom Supermarkt mitgebracht. Heute haben sie überall Kameras.

A Der kommt flach

Trage den Witz vor.

Welchen Tee sollte man besser nicht trinken?

TNT.

B Gib Action!

Lies dir die Aufgabe durch und führe sie aus. Dabei darfst du deine Anweisung nicht laut vorlesen.

Greif' dir das Glas eines beliebigen Mitspielers und trinke es in einem Zug aus.

A

Witz komm raus

Trage den Witz vor.

Bei einer Umfrage:

„Was meinen Sie, ist das größere Übel unsere Gesellschaft: Unwissenheit oder Gleichgültigkeit?“

– „Keine Ahnung, ist mir aber auch egal.“

B

Gesetze aus aller Welt

Lies den folgenden Fakt vor.

Aus der Kategorie „Wahre Gesetze“:

Zurückbleiben bitte

In Paris ist es verboten, sich auf Bahnhöfen und in Zügen zu küssen.

A

Das ist noch nicht das Ende:
Blättert auf Seite 6 zurück und fahrt nun mit den B-Aufgaben fort.

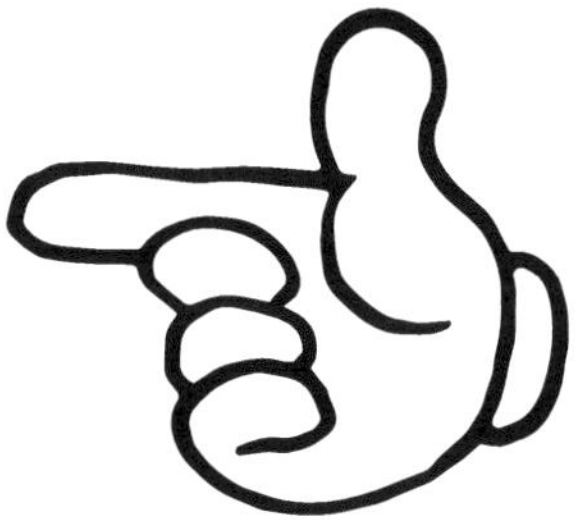

B

Ihr habt nun alle Aufgaben durch und könnt noch einmal von vorne starten.

Damit es lustig bleibt und der Wiederspielwert steigt, könnt ihr die Aktionskarten auf den folgenden Seiten verwenden.

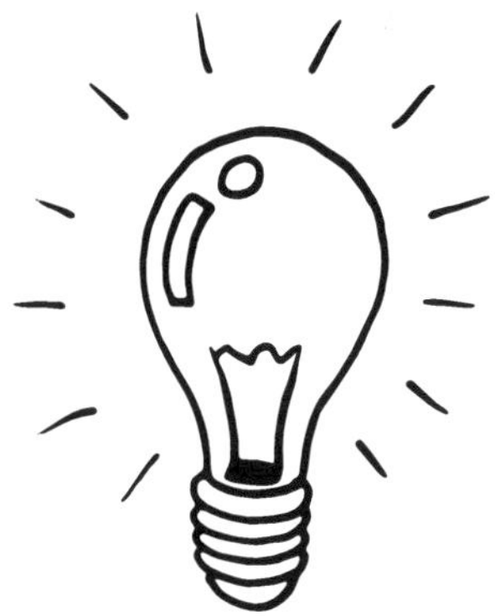

Aktionskarten

Schneidet die Aktionskarten auf Seite 175 und 177 aus.

Mischt sie gut durch und legt sie verdeckt auf den Tisch. Wer an der Reihe ist und etwas vorlesen soll, zieht nun zusätzlich eine Aktionskarte. Dort steht drauf, wie er den Text vorzutragen hat.

Nachdem er fertig ist, wird die Aktionskarte wieder unter die anderen Karten gemischt.

Lies mit bayrischem Akzent vor.	Halte dir beim Vorlesen die Nase zu.	Stehe auf und schreie einem beliebigen Mitspieler den Text entgegen.	Trage den Text mit ganz hoher Stimme vor.
Winke beim Vorlesen freundlich in die Runde.	Mache beim Sprechen Hasenzähne.	Meckere beim Vortragen wie eine Ziege.	Nachdem du den Text vorgelesen hast, springst du auf und rufst ganz laut „Prost!“ in die Runde.

Lalle beim Vortrag, als wärst du betrunken.	Mache beim Vorlesen Handbewegungen wie ein DJ.	Wedle drohend mit dem Zeigefinger, während du vorliest.	Lies mit ganz tiefer Stimme vor.
Wenn du mit dem Text fertig bist, klatsche dir mit der flachen Hand laut auf den Oberschenkel und mache ganz laut „Haha!“.	Lies den Text mit sächsischem Dialekt.	Grinse total verliebt, wenn du den Text vorliest.	Mach beim Vorlesen Furzgeräusche.

Der Spaß geht weiter

Lust auf noch mehr Lacher?

Nicht Lachen – Das Party-Spiel gibt's auch als „Ab 18 Edition".
330 neue Witze, Aktionen, Zoten und mehr lassen kein Auge trocken.

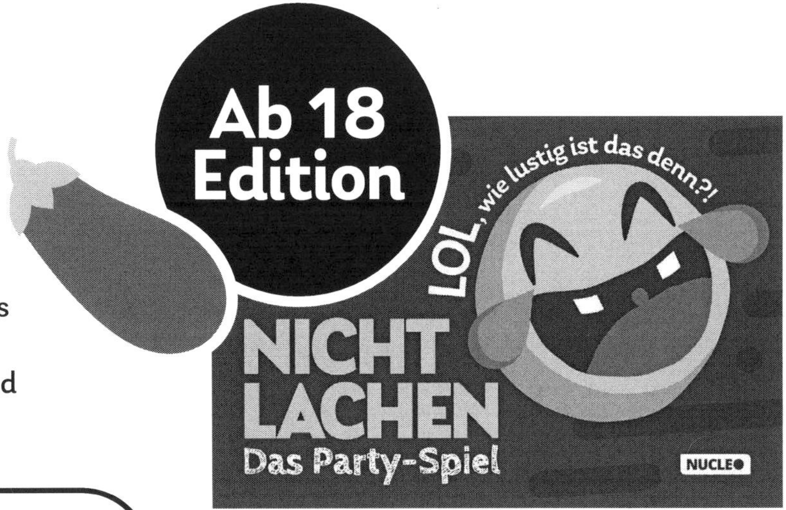

Mit lustigen Kategorien wie:

- Skurrile Pornotitel
- Freche Witze, bei denen der Schlüpper feucht wird
- Frivole Action-Runden
- Fragerunden ohne Sinn und Verstand, aber mit reichlich Lachern
- Und viele mehr.

Nicht Lachen – Das Party-Spiel: Ab 18 Edition

ISBN: 978-3-98561-018-1

Printed in Poland
by Amazon Fulfillment
Poland Sp. z o.o., Wrocław

80514299R00101